知的生きかた文庫

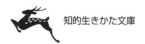

鼻うがい健康法
慢性上咽頭炎を治せば、
全身の不調が消える！

堀田　修

三笠書房

はじめに

頭痛、肩こり、慢性疲労、アトピー、胃痛……つらい不調は「鼻の奥の炎症」が原因かもしれません

みなさん、こんにちは。医師の堀田《ほった》修《おさむ》です。私は約40年間にわたり、内科医として主に腎臓病の患者さんの診療に携わってきました。

腎臓の病気というと「腎結石」や「腎臓ガン」を思い浮かべる人が少なくないと思いますが、これらの疾患は泌尿器科の領域で、腎臓内科医である私が診《み》ている領域は、「ネフローゼ症候群」や「腎炎」といった、尿をつくる装置としての腎臓の病気です。こうした説明が必要なほど、腎臓内科は循環器内科や消化器内科に比べてマイナーな存在なのです。

さて腎臓内科の説明はこの辺にして、少し腎臓のお話をさせてください。なぜなら、私がこの本のテーマである「慢性上咽頭炎《まんせいじょういんとうえん》」という概念に出合ったのも、腎炎の治療がきっかけだったからです。

私が専門外の「慢性上咽頭炎」に注目した理由

私の専門は「IgA腎症《アイジーエーじんしょう》」という腎臓病です。

「IgA腎症」とは、腎臓で血液をろ過して尿をつくる「糸球体《しきゅうたい》」という装置に異常が起きて赤血球やタンパク粒子が尿の中に漏れ出し、少しずつ腎臓の機能が低下していく病気です。

以前は「不治の病」といわれ、最終的には腎不全となって透析が必要になっていました。

ところが、30年ほど前に多くの医師や患者さんの協力を得て私たちが考案した、「扁摘《へんてき》パルス」という治療法がこの病気に有効であることがわかり、いまでは早期に発見してこの治療を行えば、ほとんどが治るようになりました。

腎炎は原因不明とされているものが多いのですが、その発症のメカニズムには人間の体の**「免疫システム」**が関わっていることも少なくありません。

そのため、腎炎を根本的に治療するためには腎臓だけを見るのではなく、その病気を起こしているそもそもの原因を見つけなければならないのです。その原因とは、**免疫システムに関わる細菌やウイルスなどが侵入してくる場所、つまり咽《いん》喉《こう》や鼻で起こっている感染や炎症**であり、これについても注意を払わなければなりません。

こうした視点からＩｇＡ腎症の根本的な治療法を思いつき、そして多くの患者さんを根治させる（病気を治す）ことができるようになったのですが、その中でどうしてもＩｇＡ腎症の特徴である血尿（尿に血が混じること。目で見て異常はなくても顕微鏡で見ると尿の中に赤血球がある状態）が消えない患者さんが20％ぐらいいることに気づきました。

その原因を探している中で見つけたのが、**「慢性上咽頭炎」**という概念です。

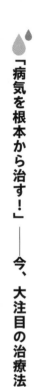

「病気を根本から治す！」――今、大注目の治療法

この「上咽頭」という、鼻の奥の、まさに、のどちんこの裏側に位置する部位に注目し、患者さんに治療を行うと、不思議なことにしつこく続いていた血尿が消えたり、「ネフローゼ症候群」（大量のタンパクが尿に漏れ出て、むくみが生じる腎臓病）の再発（治ってはまた症状が出ることを繰り返すこと）が起こりにくくなったりと、腎臓内科医として、実際の診療で治療効果に手ごたえを感じる現象が次々と起こりました。

このような経験を積み重ねる中で、**世間ではほとんど注目されていないこの部位が、「免疫疾患《めんえきしっかん》」（人間のもつ免疫システムの異常が原因で起こる病気）において極めて重要な働きをしている**のだと、私は信じて疑わないようになっていきました。

加えて、多くの患者さんから、**肩こりがなくなった、頭痛が消えた、花粉症が**

軽くなった、しつこい鼻づまりがなくなった、風邪をひかなくなったなどの話を聞くようになりました。

「上咽頭」には免疫だけでなく、きっと何かほかにも作用することがあるに違いない。現代の、症状を軽くするだけの医療では決して治せない、治すことが難しい病気を治すことにつながる鍵が隠されているかもしれない。そのように考え、慢性上咽頭炎について調べ、私なりに新しい治療の形を模索していきました。

私が長年抱き続けている**「対症療法ではなく根本治療で疾患の根治を目指す」**、つまり痛いときは痛みをとる治療、かゆいときはかゆみをとる治療というような、そのときどきの症状に対応する小手先の治療ではなく、病気を根本から治すという新しい治療の形を、この本でぜひともみなさんに紹介したいと思います。

堀田　修

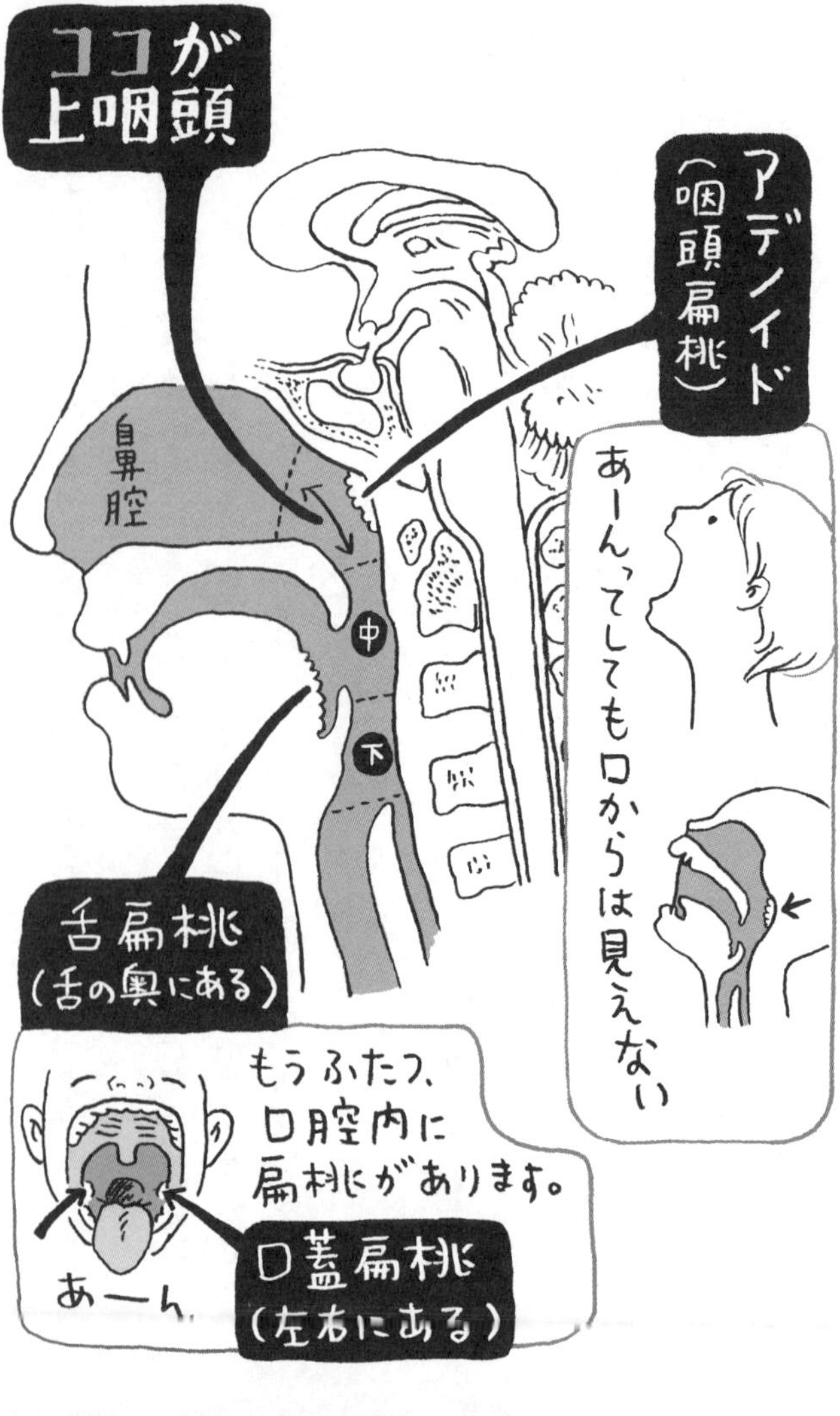
ココが
上咽頭
アデノイド
（咽頭扁桃）
鼻腔
中
下
あーんってしても口からは見えない
舌扁桃
（舌の奥にある）
もうふたつ、
口腔内に
扁桃があります。
あーん
口蓋扁桃
（左右にある）

慢性上咽頭炎が関係していると思われる様々な不調

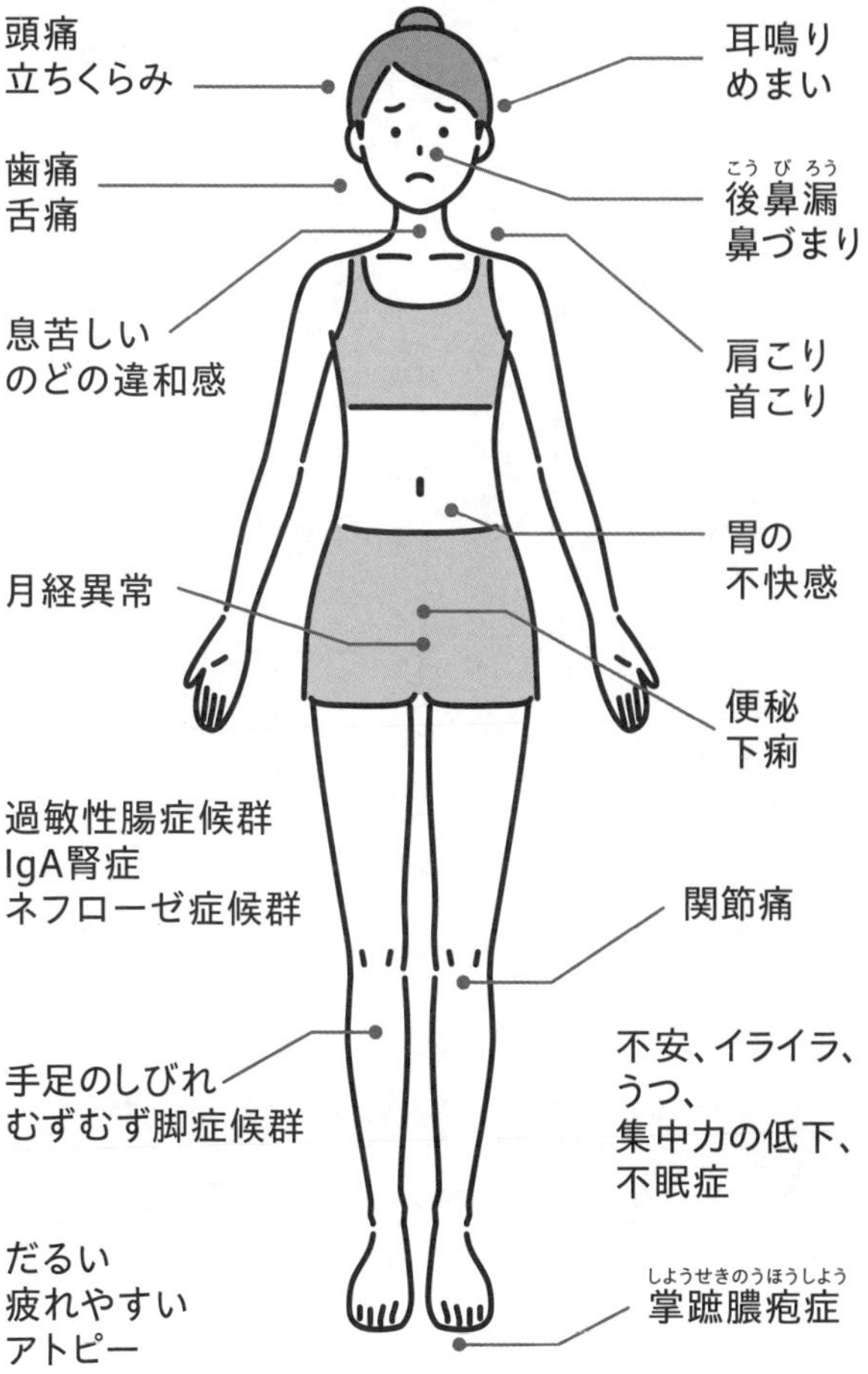

- ☑ 耳の下を押すと痛みがある
- ☑ 朝起きたらのどがイガイガする
- ☑ 疲れ、頭痛、肩こりがとれない
- ☑ しょっちゅう風邪をひく
- ☑ つらい不調が治らない

これらは、上咽頭に炎症がある“サイン”です!

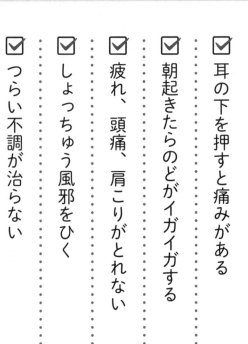

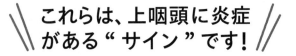

もくじ

第1章 「鼻の奥」に万病を治す秘訣が隠れていた！

第2章 症例報告！ 「慢性上咽頭炎」を治して不調が消えた人、続々！

第3章　なぜ、「慢性上咽頭炎」が〝万病の元〟になるのか

第4章 簡単！ セルフチェック「この症状は、慢性上咽頭炎!?」

第5章 名医が教える「上咽頭を鍛える」新習慣 ——〝鼻うがい〟は超気持ちいい！ 免疫力もＵＰ！

第6章 教えて、先生！「慢性上咽頭炎」何でもQ&A

本文イラスト 川口澄子

上咽頭擦過療法（EAT）とは

1960年代にわが国で考案された、0.5％～1％塩化亜鉛溶液を浸した鼻綿棒と咽頭捲綿子《けんめんし》を用いて、それぞれ鼻と口から上咽頭粘膜をこすりつける治療法。

以前は「Bスポット療法」と呼ばれていたが、現在では「上咽頭擦過療法」の英語訳である「Epipharyngeal Abrasive Therapy」の略である「EAT（イート）」が一般的な呼称。

綿棒を上咽頭粘膜にしっかりとこすりつけることが重要で、塩化亜鉛溶液をちょこちょこ塗るだけでは十分な効果は期待できない。

第1章

「鼻の奥」に万病を治す秘訣が隠れていた！

「体内のどこかで起きた炎症」が、〝別の臓器〟を傷つけている⁉

「はじめに」で述べたように、私はこれまで約40年間、腎臓内科医として医師や患者さんの協力のもと、治すことが難しいといわれた「IgA腎症」の治療に携わってきました。

そして、1988年に「扁摘《へんてき》・ステロイドパルス併用療法（以下、扁摘パルス）」という治療を考案し、IgA腎症を治すことに成功しました。

この治療は、炎症を起こしている「扁桃《へんとう》」を切り取って（扁桃摘出《へんとうてきしゅつ》）、さらに炎症を抑える作用があるステロイドホルモンという薬（免疫抑制剤）を大量に点滴することで（パルス療法）、腎臓の炎症を抑えるというものです。

扁桃を切り取ることで、炎症を起こしているもともとの原因が取り除かれるため、まだ腎臓の傷みが少ない早期の段階であれば、IgA腎症を完全に治すことができるようになったのです。

この本はＩｇＡ腎症の本ではないので、その詳しい経緯は記しませんが、風邪をひいたことがきっかけで、おしっこに血が混じり（血尿）、ＩｇＡ腎症になる患者さんをじっくり診ていく中で、多くの患者さんの扁桃にボールペンの先くらいの小さな白い膿の塊（膿栓《のうせん》）がついていることに気づきました。

そこから、**扁桃で起こっている炎症が原因となって腎臓の「糸球体《しきゅうたい》」（腎臓で血液をろ過して尿をつくる）に炎症を起こしているのではないか、**そう発想したことが発端となって「扁摘パルス」は生まれました。

幸いにも、この治療法はＩｇＡ腎症で悩み苦しむ多くの患者さんたちの福音となり、早期の段階でこの治療を受けた多くの患者さんが次々と治っていき、「いずれは透析」という将来の不安から解放されていきました。

「火元はどこ？」――炎症は、全身に〝飛び火〟する

ところが、「扁摘パルス」を行ったにもかかわらず、その中の20％くらいの患者さんはＩｇＡ腎症の特徴である血尿が消えないのです。血尿が消えないということは、糸球体にある毛細血管で炎症が続いていることを意味します。それは、**扁桃以外のどこかに、まだ糸球体の炎症をひきおこすような原因が残っている**可能性を示しています。

その原因を探していた最中、扁摘パルス治療後も尿に血液とタンパクが混じるＩｇＡ腎症の患者さんが、大阪から私が勤務していた仙台社会保険病院（現在のＪＣＨＯ仙台病院）に転院してきました。２００４年のことです。

この方は腎症としてはまだ比較的早期で、尿から血液とタンパクが消えて、その状態を持続する状態、医学用語でいうところの寛解《かんかい》・治癒《ちゆ》が目指せる段階でし

た。

扁桃を摘出しているので、まずは扁桃以外で炎症を起こしている原因を見つけなければなりません。「せっかく仙台まで来てくれた患者さんの願いをなんとしてでもかなえなくては」という思いから、私が以前からIgA腎症の原因の一つと考えていた**「慢性上咽頭炎《まんせいじょういんとうえん》」**を疑ってみることにしました。

「はじめに」でも説明しましたが、「上咽頭《じょういんとう》」とは「咽喉《いんこう》」の一番上の部分で、**鼻の奥の、のどちんこの裏側にある部位**（次ページイラスト参照）です。

左右の鼻の孔《あな》（鼻孔《びこう》）から入った空気は、ここで一つに合流し、進行方向を下向きに変えて、その後、中咽頭、下咽頭、気管、気管支を経て肺に入ります。

上咽頭とは、鼻を通過して体の中に取り込まれた空気が最初に通る場所で、**空気中に混じっているウイルスや細胞など、さまざまな外敵が侵入する重要な経路**です。

「慢性上咽頭炎」とは、この上咽頭部分が慢性的に炎症を起こしている状態です。

あとで詳しく説明しますが扁桃炎と同じように、**その炎症が原因で上咽頭から**

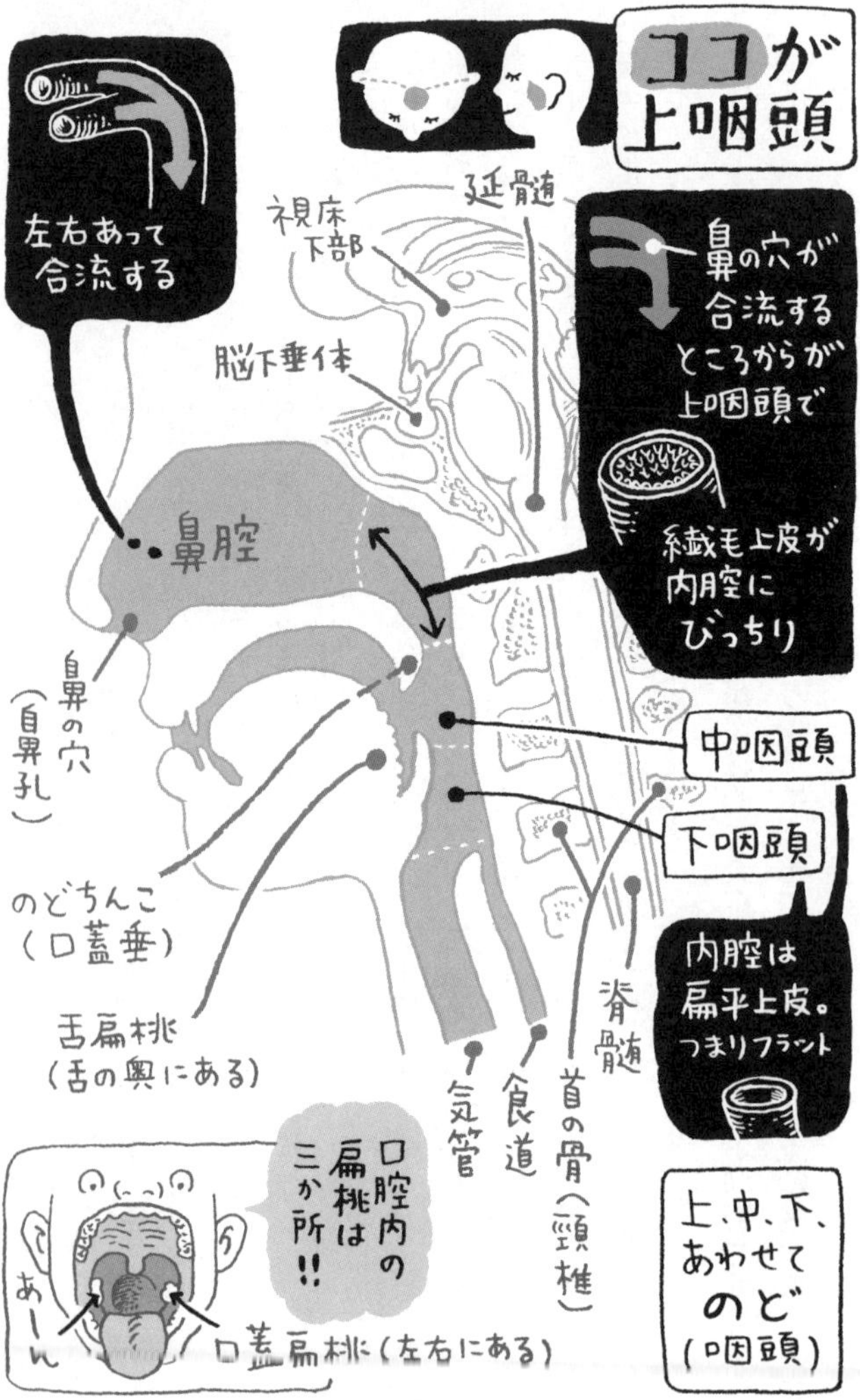

ココが上咽頭
左右あって合流する
延髄
視床下部
脳下垂体
鼻の穴が合流するところからが上咽頭で
線毛上皮が内腔にびっちり
鼻腔
鼻の穴（鼻孔）
中咽頭
下咽頭
のどちんこ（口蓋垂）
舌扁桃（舌の奥にある）
内腔は扁平上皮。つまりフラット
脊髄
首の骨（頸椎）
食道
気管
口腔内の扁桃は三か所!!
あーん
口蓋扁桃（左右にある）
上、中、下、あわせてのど（咽頭）

遠く離れた体のほかの部分にも炎症などをひきおこす原因となります。

この慢性上咽頭炎をどうやって治療するのかといえば、塩化亜鉛《えんかあえん》という薬を鼻の孔《あな》とのどから直接塗るという簡単なもので、本来は耳鼻科で行う治療です。塩化亜鉛は収斂剤《しゅうれんざい》といわれる薬で、この薬を炎症を起こしているところに塗ることで、直接炎症を焼いて治療します。

ある1冊の本との〝運命的な出合い〟

さて、本来は耳鼻科で行う治療を内科医の私がすることに若干の抵抗を感じつつも、この患者さんに綿棒を使って上咽頭に擦りつけるように0・5%に薄めた塩化亜鉛の溶液を塗ってみました。すると患者さんはたいへん痛がって、さらに綿棒には真っ赤に血液が付着したのです。

「ここが病気の元（原病巣《げんびょうそう》）だ！」と判断した私は、さっそく日ごろからお世話になっている信頼する耳鼻科医に「慢性上咽頭炎の治療をお願いします」という紹介状を書きました。ところがその患者さんを診察した耳鼻科医からは、「上咽頭に異常は認められません。出血したのは強くこすりすぎたためだと思います」というクールな返事が届いたのです。

その時点では100%の信頼をおいていた耳鼻科医からの返事は、私にとっては絶対的な回答であり、いきなり冷や水を浴びせられたようなものです。耳鼻科領域では素人である私が出すぎたまねをして、患者さんに苦痛を与えてしまったのです。そうそうに患者さんに謝罪しました。

しかし、患者さんに謝罪してまもなく、以前からインターネットを通して買い求めていた古書『Bスポットの発見——現代医学が取り残した「難病」の震源地』(光文社)が私のもとに届きました。

これは1980年代に出版された「鼻咽腔炎《びいんくうえん》」(いまでは「慢性上咽頭炎」といいます)について書かれた本で、鼻咽腔炎について精力的に研究した堀口申作《ほりぐちしんさく》氏の著書です。さっそくこの本を読み始めると、ほどなくして本の中に、「一見、正常に見える粘膜に綿棒をこすりつけるように塩化亜鉛を塗布《とふ》すると強い痛みと出血が認められることこそが重要な診断所見であり、塩化亜鉛塗布を続け炎症が治まると出血しなくなり塗布の時の痛みもなくなる」という記述を見つけました。

つまり、**慢性上咽頭炎は、目で見るだけでは診断ができず、「塩化亜鉛を塗って出血した」ということが、そこに慢性の炎症があることの証《あかし》**だったのです。

この記述に自信を取り戻した私は、患者さんの了解を得てもう一度、上咽頭に0・5％に薄めた塩化亜鉛溶液を塗り、これを毎日繰り返しました。すると本当に塗布した際の痛みはどんどん軽くなり、2週間程度で血液の付着もなくなったのです。腎臓の糸球体の炎症を抑えるためにステロイド治療も併せて行っていましたが、血尿の程度も次第に軽くなっていき、最終的には尿からタンパクも血液も消えました。

最初は治療に伴う痛みで顔をしかめていた患者さんが、最終的には寛解《かんかい》（血尿とタンパク尿が消えた状態）になり、喜んで笑顔で仙台をあとにしたことは言うまでもありません。

「炎症を抑える」と、全身の不調が消える納得の理由

こうして「慢性上咽頭炎治療」に手ごたえを感じた私は、「扁摘パルス療法」を行ったにもかかわらず血尿が消えない患者さんたちはもちろん、治りにくいほかのタイプの腎臓病患者さんの上咽頭に、塩化亜鉛を塗り始めました。

すると、驚くことに、ほとんどの患者さんに慢性上咽頭炎が認められたのです。ところが、その治療をしばらく続けていくうちに、さらに興味深いことが次々と起こりました。

IgA腎症でしつこく続いていた血尿が消えただけでなく、長年、再発を繰り返してきた「ネフローゼ症候群」の患者さんが再発を起こさなくなったり、さらには**頑固な肩こりが軽くなったり**、**片頭痛がなくなったり**、**腎臓病だけに留まらずさまざまな症状が改善した**という患者さんの声を頻繁に聞くようになったので

す。

また、ある年の春には、慢性上咽頭炎治療を続けていた何人もの患者さんから**「先生、今年は花粉症がラクだよ」**という思いがけない言葉を聞くことになりました。世間では、花粉が大量飛散しているという報道が連日なされているころでしたので、意外に感じたことを覚えています。というのも、私は腎臓病の治療に加えて上咽頭に塩化亜鉛を塗る治療を続けていただけで、何か新しい花粉症の治療をしたわけではなかったからです。

もちろん、本来の腎臓病の症状については、さまざまな効果を実感していました。「こうした効果の現われは、**上咽頭という部位が免疫システムに関係するとても重要な役割をしているから**に違いない」。次第に私はそんな確信をもつようになりました。

そこで私はこの上咽頭という場所（部位）に注目して、数年にわたって私なりに過去の文献をいろいろ調べ、そして日々患者さんを診療する場で、患者さんの了解を取りながら、この治療を実践していきました。

その結果、この治療はたいへん画期的なもので、これまで薬でなんとか症状を抑えてきたような患者さんたちに、薬を飲まなくても済むような状態にまで症状を回復させることもあるということがわかってきました。

アレルギー疾患や慢性の皮膚炎、関節炎、片頭痛、自律神経の調節障害など、治すことが難しく、つねに薬を飲んでいなければならない慢性病に苦しむ人は、いま日本中にたくさんいらっしゃいます。

本書で紹介する慢性上咽頭炎の治療は、そのような人たちにこそ、ぜひ試していただきたい治療です。

この治療には、人間のもつ**「免疫システム」**と**「自律神経のシステム」**が深く関わっていますが、そのことについては第3章で詳しく説明します。

「慢性上咽頭炎」について詳しくお話しする前に、次章では、これまで私が勤務していた病院（当時：仙台社会保険病院）や私の医院「堀田修クリニック」を受診した患者さんで、慢性上咽頭炎の治療で症状が軽減したり、薬などを飲む必要がない状態になったりした症例を紹介しましょう。

第2章

症例報告！「慢性上咽頭炎」を治して不調が消えた人、続々！

症例1　「しょっちゅう風邪をひく」には原因があった！

21歳・女性・Bさん（大学3年生）

症状　1年ほど前から風邪をひきやすくなり、近ごろは毎月のようにのどが痛くなって発熱もする。3カ月ほど前から手指、手首の関節も痛み出した。

実はBさんは、3年前（高校3年のとき）、学校で行われた尿検査で尿にタンパクが検出され、検査のため当院を受診したことがある。このときの検査ではタンパク、尿潜血《にょうせんけつ》（尿に血液が混じっていること）とも陰性（異常なし）、エコー検査では腎臓は正常、血液検査も異常なしで、その時点では少なくとも腎臓には異常はないと判断されていた。当時、血清ＩｇＡ値も２４０㎎／㎗と正常範囲であった（正常３００㎎／㎗以下、ＩｇＡ腎症では上昇することが多い）。

Bさんの訴えから、のどの炎症が原因となってひきおこされる関節炎（反応性関節炎）ではないかと思われました。念のため尿検査と血液検査をしたところ、尿の異常は見つかりませんでしたが、血清ＩｇＡ値が３６２㎎／dℓと跳ね上がっていました。

Ｂさんが風邪をひきやすくなったこと、ＩｇＡ値が上昇したことから、上咽頭や扁桃などの気道粘膜で、タンパク質の一種であるＩｇＡ抗体をつくり出しやすくするようなことが起こっていると考えられました。

このままこの状態を放置すれば関節の痛みだけではなく、ＩｇＡ腎症などの自己免疫疾患（体内の免疫システムが異常をきたし、自分の体に攻撃を始めて病気をひきおこすこと）が発症する恐れもあります。こうした場合、原因として考えられるのは、口蓋《こうがい》扁桃《へんとう》と上咽頭の炎症です。

扁桃を摘出するという選択肢もありましたが、Ｂさんが手術を望まなかったため、まずは上咽頭に０・５％塩化亜鉛溶液を塗布することで、慢性上咽頭炎の有無を確認することにしました。すると綿棒にはべっとりと血液が付着し、激しい慢性上咽頭炎が存在することが明らかになりました。

Bさんが「違和感がある」と訴えた、のどの場所は下咽頭（22ページ参照）でしたが、0・5％塩化亜鉛溶液を浸した綿棒で上咽頭を擦過する局所治療（上咽頭擦過療法）を行ったところ、「痛いのはそこです！」とBさんは叫んだのです。

つまり、**痛みの本丸は下咽頭ではなく「上咽頭」であった**ということです。

Bさんは遠方にお住まいで通院が困難だったため、治療は2カ月に一度、病院で上咽頭擦過療法を行い、家庭では、鼻洗浄を朝と晩の1日2回、続けてもらうことにしました。

2カ月後に再診したときには、すでに関節痛は消失していたので、そのまま引き続き鼻洗浄を1日2回続けてもらいました。半年間で治療は終了しましたが、この間、風邪を一度もひかずに過ごすことができ、Bさんは喜んでいました。

上昇していた血清IgA値も徐々に低下していき、半年後には310㎎／dℓにまで改善しました。ただ、3年前の値と比べるとまだ高値であり、扁桃の炎症も原因として考えられましたが、関節痛の症状が消失したので、本人が望まぬ扁桃摘出手術は行わずに経過を見ることにしました。

Bさんのように、**慢性上咽頭炎を治療することで軽快する関節炎は少なくありません。**古い論文ではありますが耳鼻咽喉科医の岡田素行先生らは上咽頭炎の治療で改善した関節リウマチ患者約20例を報告しています（日耳鼻 79:878-890,1976）。

症例2 つらい「アトピー」が改善。患者さんに笑顔が戻った！

17歳・女性・Cさん（高校3年生）

症状 3年ほど前からアトピーが悪化。学校でのトラブルが引き金になったようで、精神的ストレスもたいへん強い様子だった。皮膚科に通院していたが、顔面のアトピーは改善せず、ステロイド入り軟膏の使用も拒否。

初めて私の外来を受診したCさんに、「表情が暗いな」という印象をもちました。年ごろの女性の、まして顔に広がったアトピー性皮膚炎が、その暗い表情をつくっている原因であると思われました。

ステロイド入り軟膏の治療は嫌だということだったので、さっそく上咽頭に0・5％の塩化亜鉛溶液を用いて上咽頭擦過療法をしてみました。すると綿棒に血液がべっとりと付着し、強い慢性上咽頭炎があることが見て取れました。

Cさんは週1回の通院が可能であったので、週に1度、上咽頭擦過療法と鼻洗浄を1日2回、朝と晩に続けることにしました。すると3週間ほどで、顔のアトピーは見違えるほどに改善したのです。

治療開始当初、Cさんの慢性上咽頭炎はかなり強く激しいものでしたが、治療を続けるうちに綿棒に血液が付着しなくなり、塗布治療時に感じる強いしみと痛みもどんどんと軽くなっていったのです。

さらに治療を続け、アトピー性皮膚炎の症状が改善してくると、Cさんの表情もどんどん明るくなっていき、受診のたびに、かわいらしい笑顔を見せてくれるようになりました。

週1度の通院と家での1日2回の鼻洗浄を2カ月ほど続けた後、通院が途絶えましたが、治療開始が夏休みだったこともあり、「学校も始まり忙しくなったのだろう」と解釈し、日常の診療に忙殺されてCさんのことは頭から消えていきました。

再びアトピーが悪化して、私の前にCさんが現われたのは、それから4カ月後のことでした。いったんは改善したCさんのアトピーでしたが、また以前のように悪化していたのです。そしてまた、以前の暗い表情のCさんに逆戻りしていました。

幸いCさんと私の間の信頼関係は、前回の通院を通じて構築されていましたので、今回はCさんの生活環境についても詳しく話を聞くことができました。そして、学校での人間関係のストレスが、かなり強いものであることを知りました。

上咽頭を綿棒で擦過すると、最初のときのように綿棒に血液がべったりと付着し、Cさんはかなり強いしみを感じたようです。そしてまた前回と同じ治療を続けたところ、前回同様、慢性上咽頭炎の症状が軽快するのに伴いアトピー性皮膚炎も、Cさんの表情も改善しました。

その後も強いストレスがあると上咽頭炎が悪化するので、そのつど、上咽頭擦過療法を行うことで改善しています。

Cさんの場合、極度の精神的なストレスそのものが慢性上咽頭炎を悪化させ、その結果アトピーが悪化したものと考えられます。

上咽頭の天蓋部（上方の壁）は脳のストレス中枢である視床下部とは比較的近い位置にあって（22ページイラスト参照）、**上咽頭がストレスに影響を受けやすいことが想像できます。**Cさんの症例は、まさにこうした上咽頭の特徴によってひきおこされたものと考えられます。

症例3 のどの違和感が消え、「掌蹠膿疱症《しょうせきのうほうしょう》」も寛解！

52歳・女性・Dさん、愛煙家

症状 15年ほど前より掌蹠膿疱症《しょうせきのうほうしょう》に悩まされる。ビオチン（ビタミンB_7：体内で抗炎症物質をつくることによってアレルギー症状を緩和する作用があるとされる）の内服はすでに経験済みだが効果はなかった。のどにものがつかえたような感じがあり、朝方に痰《たん》と咳が出ることを自覚している。

掌蹠膿疱症とは、手のひらと足の裏に左右対称性に無菌性の膿疱《のうほう》ができて、悪くなったり、良くなったりを繰り返しながら、次第に発赤《ほっせき》（皮膚が赤くなる）と角化《かくか》（角質化して硬くなる）をきたす**原因不明の慢性皮膚疾患**です。極めて治りにくく、50代以降の中年層によく発症し、とくに女性の割合が多い病気です。治療法は扁桃摘出やビオチンの内服が有効とされています。

Dさんはすでにビオチンを内服していましたが効果はありませんでした。つねに**のどにものがつかえたような感じがあって、加えて、朝方に痰と咳が出る**と訴えました。

そこで私は、Dさんに扁桃摘出をすすめたところ、「手術は怖い」ということでしたので、まずは慢性上咽頭炎があるかどうかを調べることにしました。

いつものように0・5％の塩化亜鉛溶液を浸した綿棒でDさんの上咽頭を擦過したところ、綿棒には、べったりと血液と膿が付着しました。Dさんは痛がって、目には涙があふれていました。私が上咽頭擦過療法を始めたのは10年以上前からですが、いつしか、この治療をした後に「ごめんなさいね」と言う癖がついてしまっています。それほど患者さんは痛がりますし、涙を流す人もいます。

Dさんには、家庭でも1日2回、朝と晩に鼻洗浄をするように指導して、1週間後に再び受診してもらうことにしました。

初めて上咽頭擦過療法の治療を受けた患者さんを送り出した後、思うことがあります。

「症状の改善を自覚しなければ、患者さんにお会いするのは今日が最後だろうな」

私は約40年間にわたり多くの腎臓病の患者さんを治療して、それなりの経験を積み重ねてきたからこそ、腎臓病に関しては私が選んだ治療の成果を、患者さんごとにかなりの精度で予測することができます。

ところが、扁桃や上咽頭の炎症がひきおこすさまざまな病気を治療する際の壁、とも言えることですが、「慢性上咽頭炎が関係している掌蹠膿疱症がある」ことはおそらく間違いのない事実ですが、「すべての掌蹠膿疱症患者さんの原因が慢性上咽頭炎ではない」こともまた、まぎれもない事実なのです。

つまり、目の前の患者さんの掌蹠膿疱症が、慢性上咽頭炎を原因にするものであるのかどうかは、慢性上咽頭炎を治療してみないとわからないということです。

また慢性上咽頭炎がある場合、上咽頭擦過療法は、患者さんにはそれなりにつらい治療であることも残念ながら間違いのない事実です。ですから、患者さんにとって、その治療のつらさが小さなことに思えるような治療効果があって初めて、患者さんは再び治療を受けるために私のところへやって来てくれるのだと思います。

うれしいことに、Dさんはニコニコしながら1週間後、外来にやってきてくれました。塩化亜鉛治療開始後の経過が良かったのです。2回目の上咽頭擦過療法をしたときは、血液の付着はごく軽度で、しみも初回に比べると軽度になっていました。約3カ月間、週に1度の上咽頭擦過療法と1日2回の鼻洗浄を続けたのち、**Dさんの掌蹠膿疱症は薬が必要ないほどに回復（寛解）**しました。

その後、ストレスなどが重なって体調不良になると、手のひらにわずかな膿疱が出ることがありますが、そのつど、慢性上咽頭炎治療をすることで消えています。

症例4 頭痛、肩こり解消！ 難病の「潰瘍性大腸炎《かいようせいだいちょうえん》」にも効果！

26歳・男性・Eさん

症状 Eさんは12歳のときに潰瘍性大腸炎を発症して以来、10年以上にわたり血便、下血に悩まされ続けている。下血がひどくなるとステロイドを服用して炎症を抑えるが、ふだんは飲み薬のメサラジン（商品名ペンタサ）を服用している。しかし仕事が忙しくストレスがたまってくると、再び下血の症状は悪化してしまう。

潰瘍性大腸炎は原因不明の大腸粘膜の慢性炎症で、大腸にびらん（ただれ）や潰瘍ができる治療が難しい疾患として厚生労働省の特定疾患に認定されています。全国で推計22万人の潰瘍性大腸炎の患者さんがいるといわれています。

30歳以下の若い成人に多く発症し、下痢、粘血便《ねんけつべん》、腹痛などの症状があります。

また心理・社会的ストレスで発症したり、悪化したりすることが知られている病気です。

Eさんは製薬関係の仕事に就かれています。そもそも私を訪ねてこられたのも、仕事上の用件があったためでした。その訪問時、たまたま雑談で慢性上咽頭炎の話をしていると、突然Eさんは10年以上も潰瘍性大腸炎で難儀していると訴えられたのです。

Eさんの話を詳しく聞いていくと、日ごろからかなりの**頭痛もちで肩こりもひどい**と言います。そこで、「もし慢性上咽頭炎があったら治療してみますか？」とうかがったところ、「ぜひに！」ということでしたので、さっそく0・5％塩化亜鉛溶液の上咽頭擦過療法を試みました。すると綿棒には、べったりと血液が付着し、すごくしみたようで、痛がりました。

Eさんの潰瘍性大腸炎に、慢性上咽頭炎がどの程度関与しているのかはわかりませんでしたが、Eさんには激しい慢性上咽頭炎があり、**少なくとも頭痛と肩こりにはこのひどい慢性上咽頭炎が関連している可能性が高い**と思われました。

Eさんの職場は東京で、仙台へは出張で来られたということもあり、都内で慢性上咽頭炎治療を専門にしている耳鼻科医を紹介し、通院することをすすめました。さらにEさんには明らかに「口呼吸」（鼻ではなく口で呼吸する。151ページ参照）の習慣があったため、口呼吸を直す口の周囲の筋肉を鍛える体操も指導しました。

それから3カ月後、再びEさんにお会いする機会がありましたので、治療の効果を尋ねてみました。すると、**肩こりと頭痛がなくなっただけでなく、それまでしばしば出ていた血便がすっかり消えた**という、うれしいご返事をいただきました。Eさんは週に1回程度の通院で1％の塩化亜鉛溶液を塗布し、毎日寝る前に口呼吸を直すための体操をしたといいます。

大腸ファイバーで大腸炎の改善具合を確認したわけではありませんが、潰瘍性大腸炎が改善していることは明らかなようでした。そして私がいちばん印象的だったのは、Eさんが見違えるほどはつらつとした明るい表情の好青年になっていたことでした。

『Bスポットの発見』の著者である堀口氏も、かつて慢性上咽頭炎治療が潰瘍性大腸炎に効果があるということを報告しています。私も、これまでにEさん以外にも数例の比較的軽症の潰瘍性大腸炎の患者さんに慢性上咽頭炎治療を行っていますが、いずれの場合も症状は軽くなっています。症例が少なく、潰瘍性大腸炎に対する慢性上咽頭炎治療の評価は現段階ではできませんが、少なくとも、慢性上咽頭炎治療で改善する症例が一部に存在することは確実であるように思います。

症例5 「ネフローゼ症候群」でもステロイド薬をやめられた！

23歳・男性・Fさん

症状 16歳のときにネフローゼ症候群（尿に多量のタンパクが出て、体にむくみが出る病気）を発症。地元の青森の病院で腎臓の組織を少し採取して検査を行い、治療の難しい難治性の巣状糸球体硬化症《そうじょうしきゅうたいこうかしょう》の診断がくだり、ステロイド剤と免疫抑制剤などの治療を受けたが十分な改善は得られなかった。

18歳のときに進学で仙台へ転居され、私の外来へ紹介されてきた。初めて会ったとき、肌はかさかさ。小学生低学年のころからひどいアトピー性皮膚炎があったという。また通年性のアレルギー性鼻炎もあり、鼻声であった。

私たちの病院に転院されてきたときの、Fさんの1日のタンパク尿排泄量は3gを超えていました。そこですぐに入院してステロイドパルス療法を行いました。また、Fさんは子どものころから扁桃炎を繰り返し起こしていたというので、扁桃摘出手術も行いました。扁摘パルス治療の結果、タンパク尿の排泄量は1g程度までは減少したのですが、残念ながら陰性化（正常値）には至りませんでした。

パルス療法を行った結果、アトピーもアレルギー性鼻炎もいったんはかなり改善し、Fさんもたいへん喜びました。ところがステロイドを減量するにつれて、再び少しずつ悪化していき、かゆみのために外来の診療中でも体をボリボリかくようになっていました。加えて鼻炎による鼻声も、元に戻ってしまいました。

私のこれまでの経験では、腎炎やネフローゼ症候群の患者さんで鼻づまりが続いているほとんどの人に、高度の慢性上咽頭炎が存在します。

ステロイドを減量してもタンパク尿排泄量は1g程度で持続していましたが、アトピーと鼻炎が悪化したこともあり、私は慢性上咽頭炎を疑いました。そこでFさんの了解を得て、綿棒で上咽頭の擦過を行うと案の定、Fさんには激しい慢性上咽頭炎が認められ、綿棒には血液がべっとりと付着しました。そして、この治療によって、Fさんが強い痛みを感じたことは言うまでもありません。

Fさんの通院は2カ月に1度であったため、自宅で鼻洗浄を1日2回、朝と晩にしてもらうことで、慢性上咽頭炎の治療を続けることにしました。2カ月後の外来受診時には、0・5％塩化亜鉛溶液の塗布を行っても綿棒に血液がつかなくなりました。半年後には、上咽頭擦過療法によるしみも痛みもほとんどなくなっていました。

うれしいことに慢性上咽頭炎治療を開始したのち、タンパク尿の排泄量は徐々に減少していき、約1年後には完全に陰性化しました。ちなみに、ステロイドは1年半あまり投与しましたが、ステロイドを中止した後もタンパク尿は陰性のままです。

また、注目すべきことに鼻炎とアトピーも見違えるほどに改善しました。ステロイドをやめたにもかかわらず、です。その後3年間も、3カ月に1度の通院を続けましたが、気がつくとFさんが外来で診療中に体をボリボリとかく姿は見られなくなっていました。

症例6

「IgA腎症」が改善！　血尿、尿タンパクが消えた！

30歳・女性・Gさん

症状　9年前に会社の健康診断で血尿が、さらに1年後の健康診断では血尿に加えてタンパク尿も見つかったが、微量であったため定期検査をしながら様子を見ていくことになった。ところがその後、タンパク尿の排泄量が増加したため、2年前、地元大阪の病院で腎生検を受けたところ、4段階中、進行度3のIgA腎症の診断が確定。扁摘パルスの治療を受けたが、2年経った現在も尿潜血の改善が見られずにいる。

Gさんが私の外来に来られたときは、タンパク尿が1g／日から0・3g／日に改善したにもかかわらず、尿潜血（尿に血液が混じること）がまったく改善しないという状態でした。腎症が進行してしまった症例では、尿をつくる「糸球体」の膜がすでに障害を受けてザルのようなスカスカの状態になってしまっているため、扁摘パルスをしてもタンパク尿は完全には消えないことが多いのですが、Gさんはそうした状態に加え、尿潜血も消えないため、その原因を探しに紹介されてきたのです。

少し専門的な話になりますが、IgA腎症の血尿の原因は、糸球体血管炎により糸球体の血管が破れるために起こります。たとえ腎症が進行した症例であっても、扁摘パルスは糸球体血管炎を完全に消滅させる治療であるため、治療後2年も経過すれば、約8割の患者さんの血尿は陰性となります。ところが、Gさんはそうはならなかったのです。

Gさんの場合、尿潜血が消えない原因として、①扁桃の取り残し（遺残《いざん》扁桃）、②慢性上咽頭炎の二つを考えました。

まずGさんの口蓋扁桃をチェックしたところ、口蓋扁桃はきれいに摘出されており遺残扁桃はありません。そこで2番目の原因として考えられる慢性上咽頭炎の有無を、綿棒の上咽頭擦過によって確認してみました。すると案の定、Gさんの上咽頭には強い炎症が認められたのです。

Gさんが大阪在住であるため、通院治療ではなく、約20日間入院していただき、1日1回の上咽頭擦過療法による慢性上咽頭炎の徹底した治療と、追加の3日間連続のステロイドパルスを休みを入れながら3回行いました。その結果、血尿もタンパク尿も消失させることができました。

その後、Gさんに再び血尿とタンパク尿が出ることはなく、追加のステロイド内服は必要ありませんでした。

症例7 強い倦怠感と集中力の低下 「新型コロナ後遺症」治療にも期待！

28歳・女性・Hさん

症状　2022年10月に新型コロナ感染症に罹患《りかん》。発症当時、強い咽頭痛と咳、頭痛、38度台の発熱があった。漢方薬（小柴胡湯加桔梗石膏《しょうさいことうかききょうせっこう》エキス）と解熱剤（アセトアミノフェン）が処方され、1週間程度でこれらの症状は改善したが、その後も全身倦怠感が残った。10日間休んだあと仕事（事務職）に復帰したが、強い倦怠感と集中力と記憶力の低下があり、仕事に支障をきたす日々が続いたため、仙台市内にある基幹病院のコロナ後遺症外来など3カ所受診した。

コロナ後遺症として漢方薬などが投与されたが症状に改善はなく、1カ月後に休職することになった。自宅安静となったあとも体調の改善はなく、産業医の勧めで当院を受診した。

初めて当院を受診されたとき、Hさんには**強い倦怠感と疲労感に加え、ブレインフォグ（集中力と思考力の低下）、気力低下、頭重感、首肩こり、背中の重苦感、手足のしびれ**を認めました。また、咽頭痛はありませんでしたがのどのつまり感がありました。

診察したところ激しい慢性上咽頭炎があり、上咽頭擦過療法で強い出血を認めました。慢性上咽頭炎の程度が強いほど上咽頭擦過療法は痛みを伴う治療となります。治療後、Hさんは泣き出しました。しかし、Hさんが泣いたのは上咽頭擦過療法の痛みではなく（それも少しはあると思いますが）、それは、これまで原因が不明で苦しんだ体調不良の原因が明らかになったことのうれし泣きでした。

Hさんは、上咽頭擦過療法直後に**目の奥の重苦しさがなくなったことを自覚しました。また、首のこりが軽くなり、それまで後屈ができなかった首が後ろにも横にも回るように**なりました。

Hさんはその後、週に一度の上咽頭擦過療法を繰り返しました。ブレインフォグは最初の治療で上咽頭擦過療法のあとの3日間は消失したのですが、その後、時間が経つとまたぶり返してしまいました。しかし、治療を繰り返すたびにブレインフォグが消失している期間が長くなり、10回目の時点で最後まで残っていた**全身倦怠感、疲労感が消失**しました。そして、約2カ月半の経過でHさんはめでたく職場復帰を果たしました。

コラム 「気のせい」「精神的なもの」で放っておくと危険!?
――「慢性上咽頭炎関連機能性身体症候群」という考え方

“適切な診療や検査を行っても器質的な原因によって説明できない身体的訴えがあり、それを苦痛と感じて日常生活に支障をきたす病態”を「機能性身体症候群」と呼びます。

その症状の主なものは、疲労感、倦怠感、頭痛、めまい、動悸、腹痛、下痢、関節痛などです。
なかでも、筋痛性脳脊髄炎/慢性疲労症候群（myalgic encephalomyelitis/ chronic fatigue syndrome : ME/CFS）は「機能性身体症候群」の代表的疾患で、わが国では約37万人の患者がいると推定されています。

その注目度はこれまで必ずしも高いものではありませんでした。ところが、新型コロナのパンデミックが始まってまもなく、新型コロナ感染後に長期間にわたる疲労感、倦怠感、めまい、頭痛等のME/CFSとよく似た症状を呈するコロナ後遺症が大きな社会問題となり、その解明に米国をはじめ多くの先進国で多額の国家予算が費やされてきました。

しかしながら現時点ではその発症メカニズムは十分に解明されておらず、確立した治療法はまだ存在しません。


また、ＷＨＯや厚労省はその存在を正式に認めていませんが、mRNA ワクチン接種後や、子宮頸がん予防のための HPV ワクチン接種後に ME/CFS と似た症状で苦しむワクチン後遺症の患者さんも実際におられます。

そして重要なことに、新型コロナ後遺症、ME/CFS、ワクチン後遺症などの機能性身体症候群の患者さんの上咽頭を調べてみると、ほとんどの症例で高度な慢性上咽頭炎があり、症例により程度の差はありますが上咽頭擦過療法（EAT）で症状の改善が得られます。これまで、別々の疾患として考えられてきた新型コロナ後遺症や ME/CFS などの機能性身体症候群を、「高度の慢性上咽頭炎が存在し、上咽頭擦過療法によって改善が期待できる機能性身体症候群」という共通点から「慢性上咽頭炎関連機能性身体症候群」という視点で一括りにとらえることで、これらの疾患の本質に迫ることができるのではと私は考えています。

第3章

なぜ、「慢性上咽頭炎」が〝万病の元〟になるのか

「急性」と「慢性」——同じ炎症でも原因・治療法が違う

前章で紹介した患者さんたちは、私が慢性上咽頭炎の治療を施し、そして症状が改善した方たちのほんの一部です。

そして、読者のみなさんは「上咽頭に慢性的に起こっている炎症」を治すことで、**これまで治らないとされてきた病気や、一生薬を飲み続けなければならないような病気に、劇的な効果がある**場合があることをわかっていただけたと思います。

それではこれから、「慢性上咽頭炎」について詳しくお話ししていきたいと思いますが、まずは、**「上咽頭炎」**について簡単に説明しましょう。

上咽頭炎には、①**急性上咽頭炎**と②**慢性上咽頭炎**があり、一般的に認識されているのは、風邪をひくことで生じる①の急性上咽頭炎です。

急性上咽頭炎は、上咽頭にウイルスや細菌が感染することで生じます。

上咽頭でウイルスや細菌が増殖していくと、のどの痛み、鼻水、咳などの症状のほかに、中耳炎や急性副鼻腔炎を発症します。

こうした急性の炎症で、原因が細菌感染である場合は抗生剤が効きます。そして、多くの医師は上咽頭の炎症というとこの急性炎症の状態を考えます。

しかし、本書のテーマは②の「慢性上咽頭炎」のことで、急性上咽頭炎とは異なるものです。

第1章で、塩化亜鉛を塗って出血した慢性上咽頭炎があると思われる患者さんの治療を耳鼻科医にお願いしたら、「強くこすりすぎたため」「見たところ、上咽頭には異常は認められない」という返事をいただいた、とお話ししたとおり、**ファイバースコープを入れて見ただけでは、上咽頭の慢性の炎症を見つけるのはしばしば困難**です。

さらに、慢性の炎症は耳鼻科医の多くが認識していない炎症状態であり、**抗生剤では治せない炎症**なのです。

②の「慢性上咽頭炎」が起きる原因として、私は、

（ア）ウイルスや細菌などの感染

（イ）黄砂、花粉、粉じん、薬剤、寒冷、低気圧、ストレスなどの感染以外の原因

の二つを考えています。

大事なことは、**この慢性炎症は抗生剤や抗菌剤などでは治せない炎症**であるということです。この炎症を治すためには、堀口氏が行っていたように塩化亜鉛の塗布で炎症を焼くのがいちばんの治療法となります。

「鼻の奥」はまるで〝天然の空気清浄機〟！

上咽頭という部位は、前述したとおり、鼻の奥、のどちんこの裏側に位置しま

す。そして鼻の孔《あな》から入った空気が鼻腔《びくう》を抜けて方向を下向きに変える場所で、**空気が滞留しやすく、つねにじめじめしていて、細菌やウイルスに感染しやすい場所**です。

一方で、空気の通り道である鼻腔と上咽頭には、**入ってきた空気を加温加湿、浄化する作用**があります。

つまり、鼻から取り入れた空気は、どんなに冷たくても上咽頭を通るときには31〜34度に調整され、気管に達するときには体温に近い36度にまで加温されています。同時に湿度の調節も行われていて、上咽頭で湿度80〜85%、下気道では95%になるとされています。

また上咽頭の表面は鼻腔や気管と同じように、「繊毛円柱上皮細胞《せんもうえんちゅうじょうひさいぼう》」(以下、繊毛上皮細胞)で覆われています(次ページ写真参照)。

この繊毛はつねに口の方向に向かって動いています。そして繊毛上皮細胞の表面からは絶えず粘液が分泌されていて、ほこりや細菌などの外からの異物を押し流し、痰として排出する働きをしています。

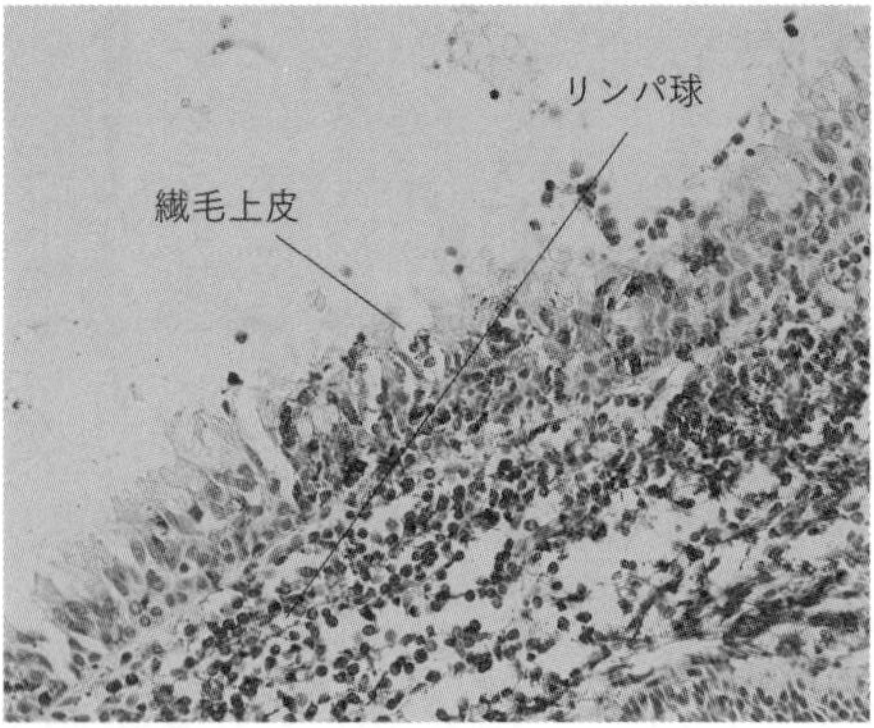

上咽頭の表面。繊毛上皮の間に多数のリンパ球が入りこんでいる

ちなみに中咽頭、下咽頭は扁平《へんぺい》上皮細胞に覆われています。つまり、中咽頭、下咽頭は空気の単なる通り道で、たとえほこりや細菌が外部から入ってきても、押し流して痰として排出するような働きはありません。

　上咽頭についての基礎知識をおさえていただいたところで、**「慢性上咽頭炎」と「病巣感染」**について、免疫学の観点から詳しく説明したいと思います。

「病巣感染」とは、体のどこかに細菌などに感染した場所（病巣）があって、それが原因で感染した場所とは違う、離れた場所に病気が起こることです（詳細は181ページから）。

闘う細胞集団！　知っておきたい「白血球」の役割

私たちの体の免疫システムを担うのは**「白血球」**で、白血球は**「顆粒球《かりゅうきゅう》」「リンパ球」「マクロファージ」**（血液の中では単球と呼ばれますが、この本ではわかりやすくするために、単球もマクロファージと表記します）などから構成されています。

白血球の中で最も数が多いのは「顆粒球」で、顆粒球のほとんどを占める**「好中球《こうちゅうきゅう》」は、体内に侵入してきた細菌など、外からの異物と真っ先に戦う、いわば先兵隊**の役割を担っています。

攻撃部隊や司令官も！「リンパ球」集団

またリンパ球には、**「Tリンパ球」「Bリンパ球」「NK（ナチュラルキラー）細胞」**があり、**ウイルスやがん細胞などを殺す専門集団**としての役割があります。

さらに、Tリンパ球には、**免疫システムの司令官ともいえる「ヘルパーTリンパ球」と、攻撃部隊である「サイトトキシック（細胞障害性）Tリンパ球」**があります。

このうちサイトトキシックTリンパ球は、標的であるウイルスなどに接着して直接相手を破壊し、Bリンパ球は「免疫グロブリン（抗体）」というタンパク質の接着弾をつくり、それを体内に放出してウイルスなどの病原体を攻撃します。

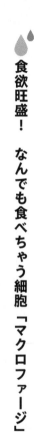

食欲旺盛！　なんでも食べちゃう細胞「マクロファージ」

一方、**「マクロファージ」は、ウイルス、細菌などの微生物だけでなく、ほこりや花粉などの体内に侵入してくるあらゆる異物、あるいは役目を終えて死んだ仲間の細胞の死骸も食べてしまう細胞**です。

このため「貪食細胞《どんしょくさいぼう》」とも呼ばれますが、同時に、細菌やウイルス、花粉などの抗原《こうげん》が侵入したことを**免疫の司令官である「ヘルパーTリンパ球」に伝える役割**も果たしています。

これが免疫システムにおける白血球それぞれの役割です。次にこの免疫システムが作用することで、上咽頭で何が起こっているのかについてお話しします。

少しややこしくなりますので、次ページからの「上咽頭劇場」とともに読み進めてください。

「上咽頭劇場」開幕！

——そのとき、上咽頭で何が起こっているか？

空気とともに上咽頭に侵入してきた細菌やウイルスが、上咽頭の「繊毛上皮《せんもうじょうひ》」に付着すると、私たちの体の免疫システムが動き出します。

まず、敵の侵入を察知した「繊毛上皮細胞」が、「マクロファージ」や「好中球」にサインを出して攻撃を指令します。

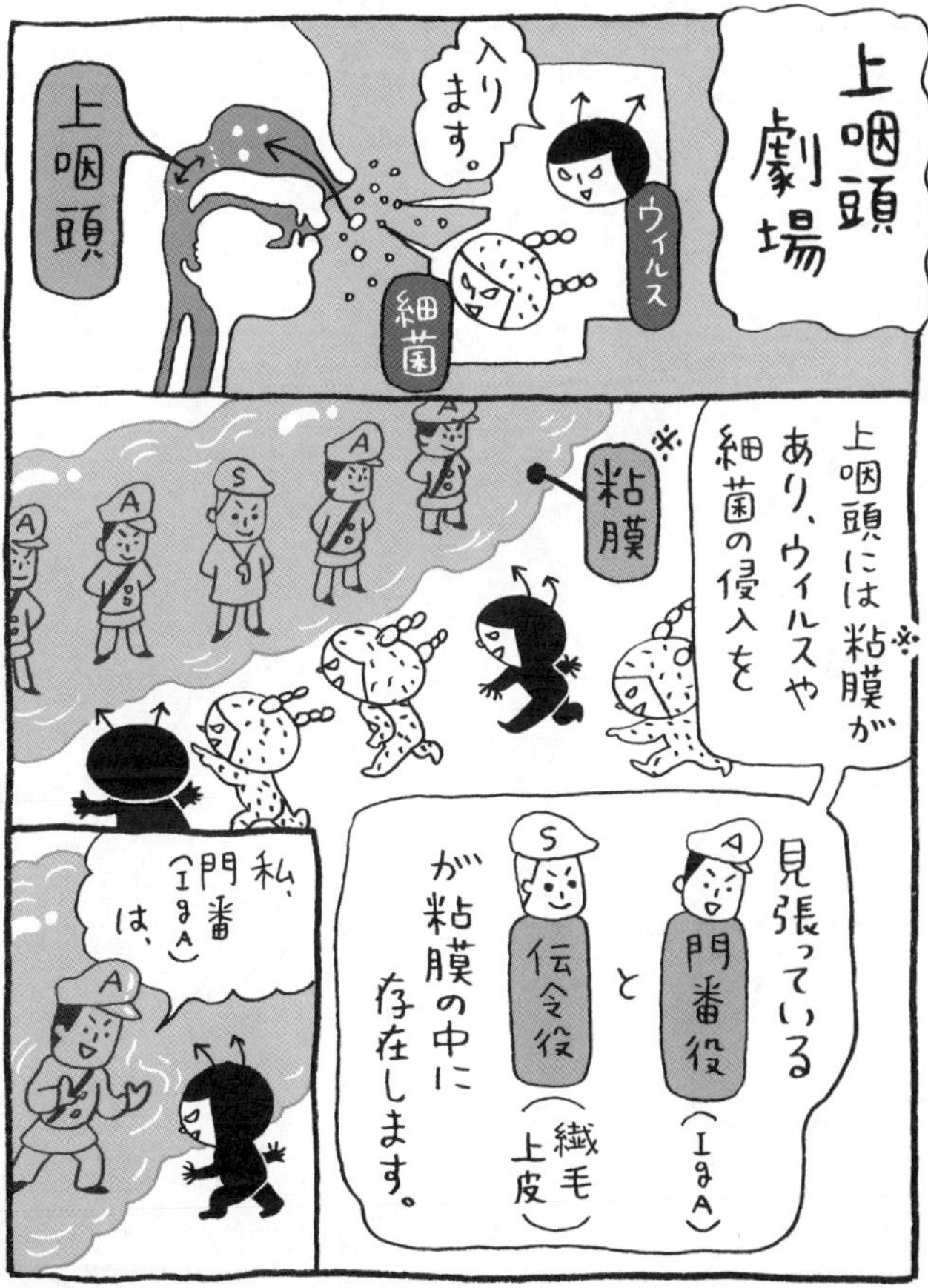

上咽頭劇場
入ります。
上咽頭
ウィルス
細菌
上咽頭にはウィルスや細菌の侵入を粘膜※があり、
粘膜
※
見張っている
門番役（IgA）
と
伝令役（繊毛上皮）
が粘膜の中に存在します。
私、門番（IgA）は、

※繊毛上皮の粘膜

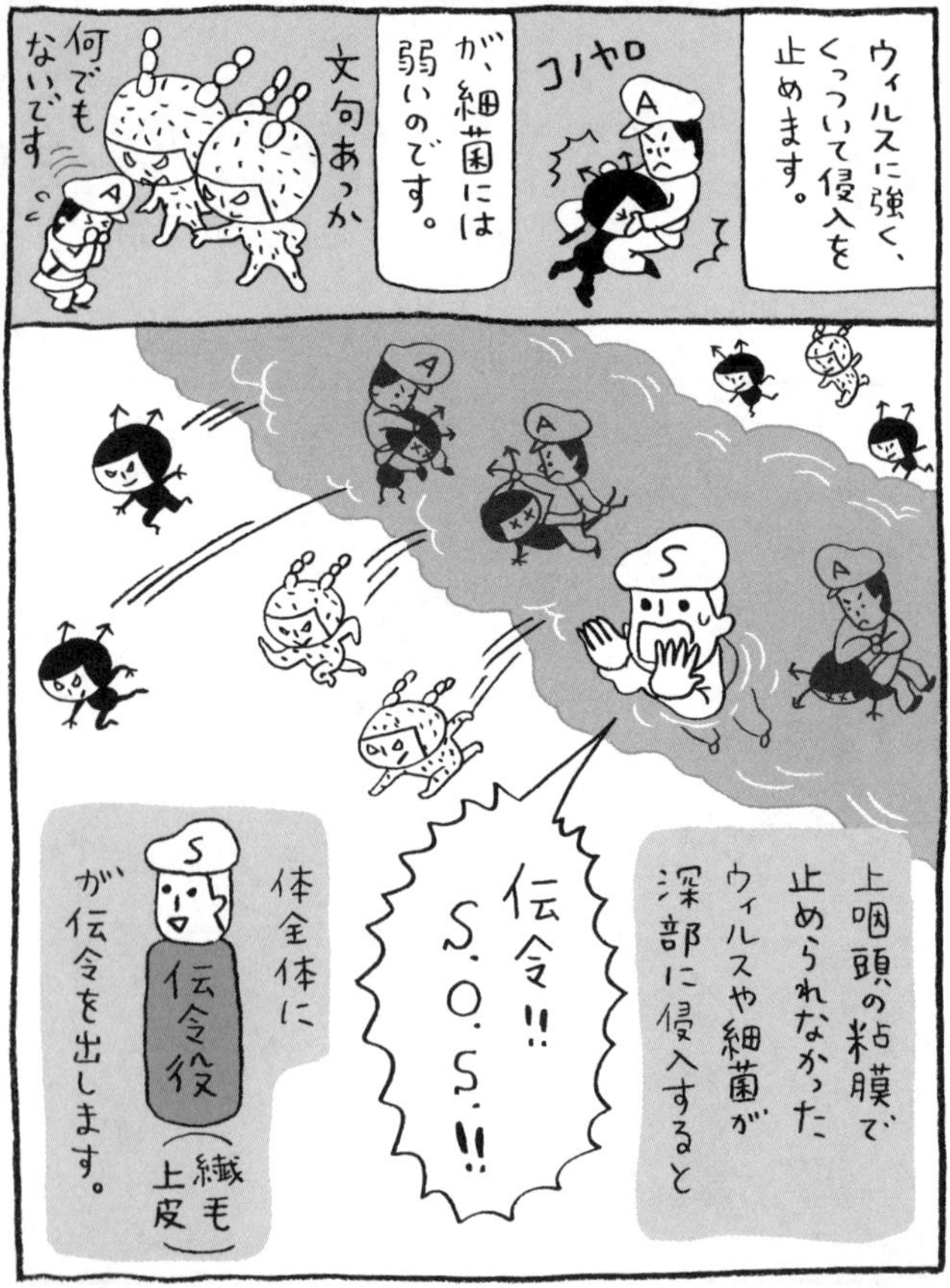

ウィルスに強く、くっついて侵入を止めます。
コノヤロ
が、細菌には弱いのです。
文句あっか
何でもないです
上咽頭の粘膜で止められなかったウィルスや細菌が深部に侵入すると
伝令!! S.O.S.!!
体全体に
伝令役
（繊毛上皮）
が伝令を出します。

指令を受けた「マクロファージ」と「好中球」は動き出し、
（これを医学的には活性化といいます）、
細菌やウイルスを攻撃し始めます。
また、「繊毛上皮」の攻撃指令を受けてリンパ球の仲間、
「ヘルパーTリンパ球」も動き出します。

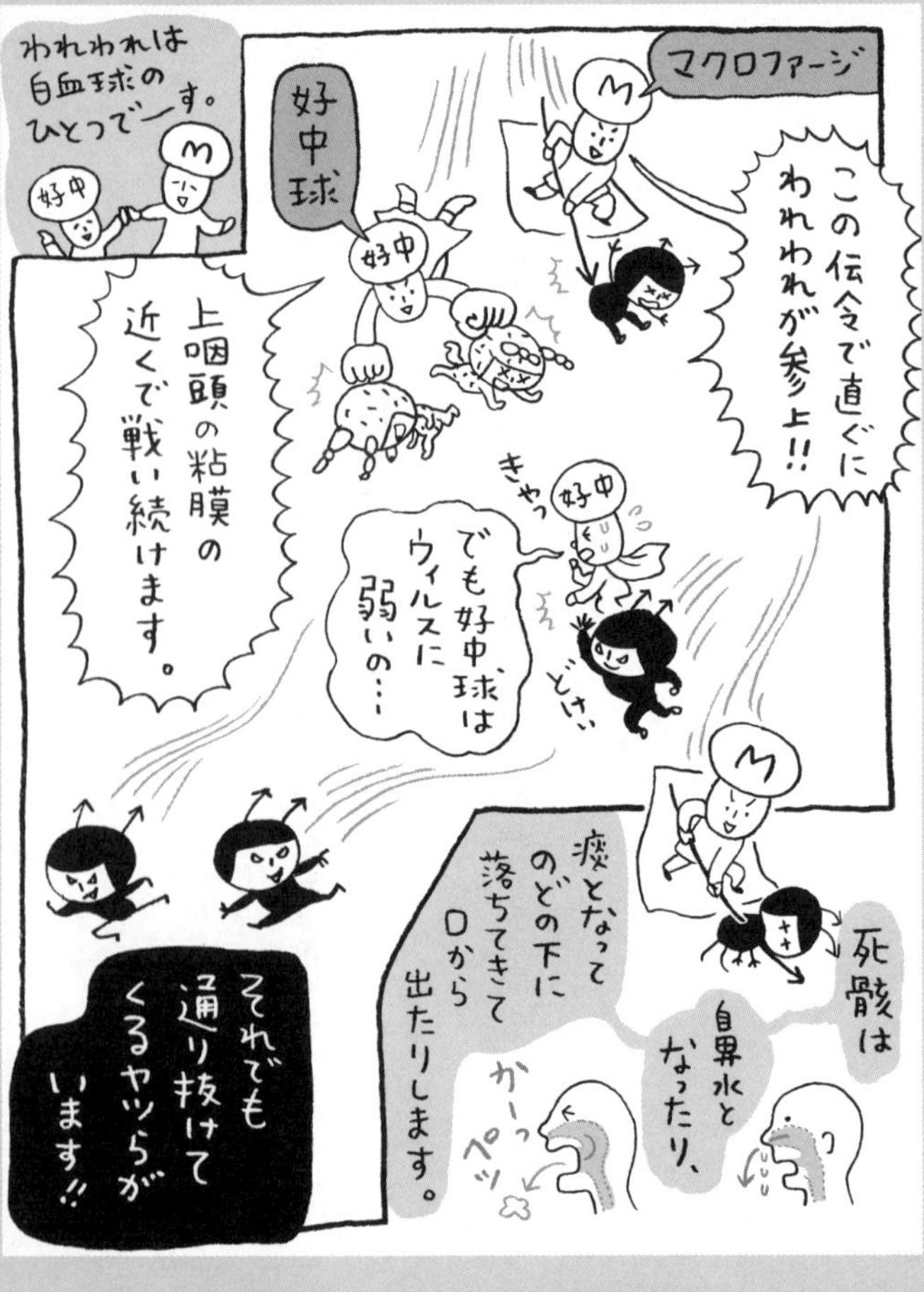

われわれは白血球のひとつで一す。
好中
M
マクロファージ
好中球
「この伝令で直ぐにわれわれが参上!!
上咽頭の粘膜の近くで戦い続けます。
好中
きゃっ
好中
でも好中球はウィルスに弱いの…
どけい
M
死骸は
自昇水となったり、
痰となってのどの下に落ちてきて口から出たりします。
かーっ
ペッ
それでも通り抜けてくるヤツらがいます!!

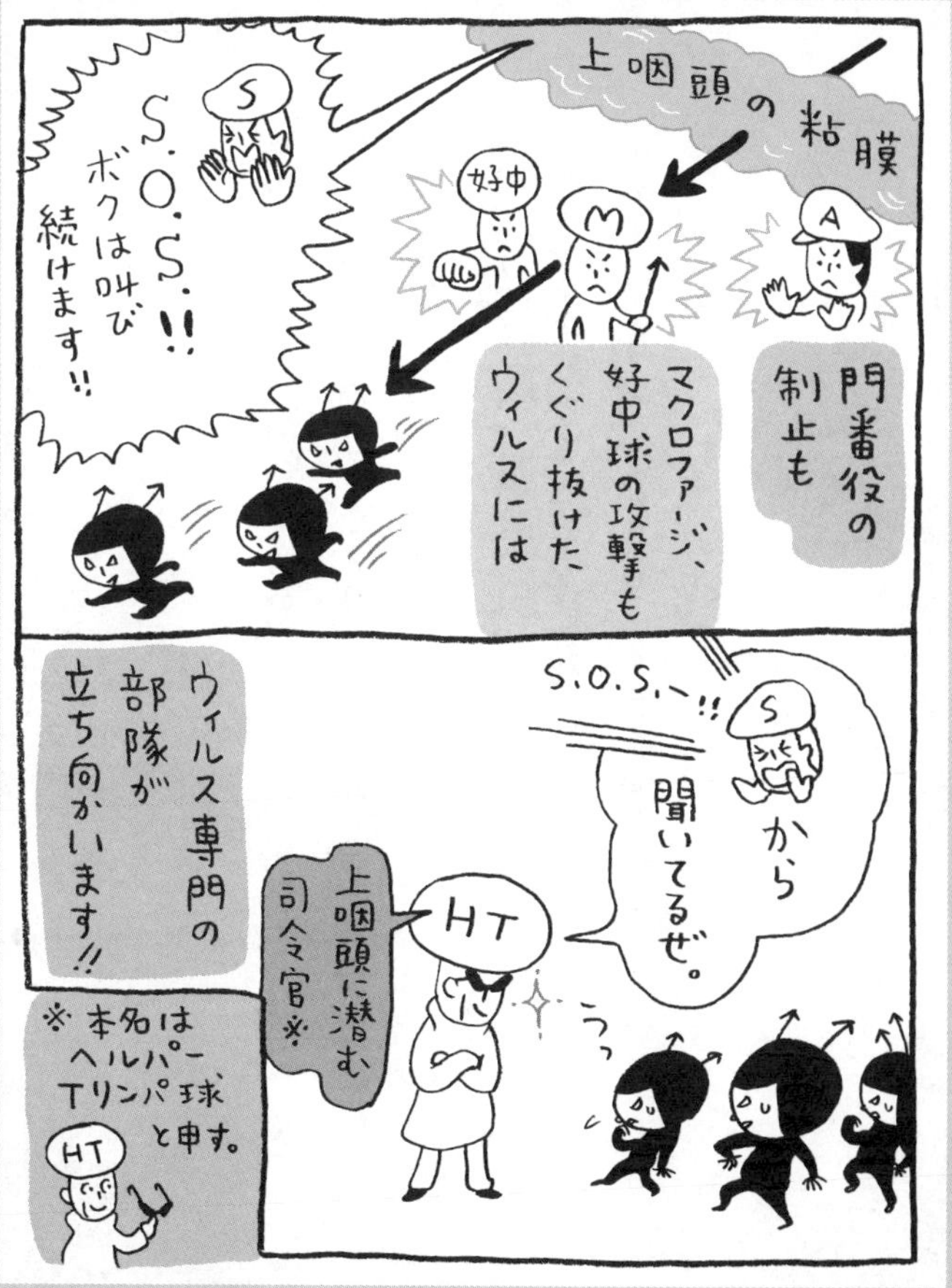
上咽頭の粘膜
S.O.S.!! ボクは叫び続けます!!
好中
門番役の制止も
マクロファージ、好中球の攻撃もくぐり抜けたウィルスには
S.O.S.ー!!
ウィルス専門の部隊が立ち向かいます!!
から聞いてるぜ。
上咽頭に潜む司令官※
HT
うっ
※本名はヘルパーTリンパ球と申す。
HT

「ヘルパーＴリンパ球」には攻撃の司令官的役割があり、
ウイルスをやっつけるよう「サイトトキシックＴリンパ球」に
攻撃の指令を出すと同時に、
「Ｂリンパ球」にも指令を出し、
ウイルスを攻撃するための接着弾（抗体）である
「免疫グロブリン」（ＩｇＡやＩｇＧ）をつくらせ、
それで攻撃させます。

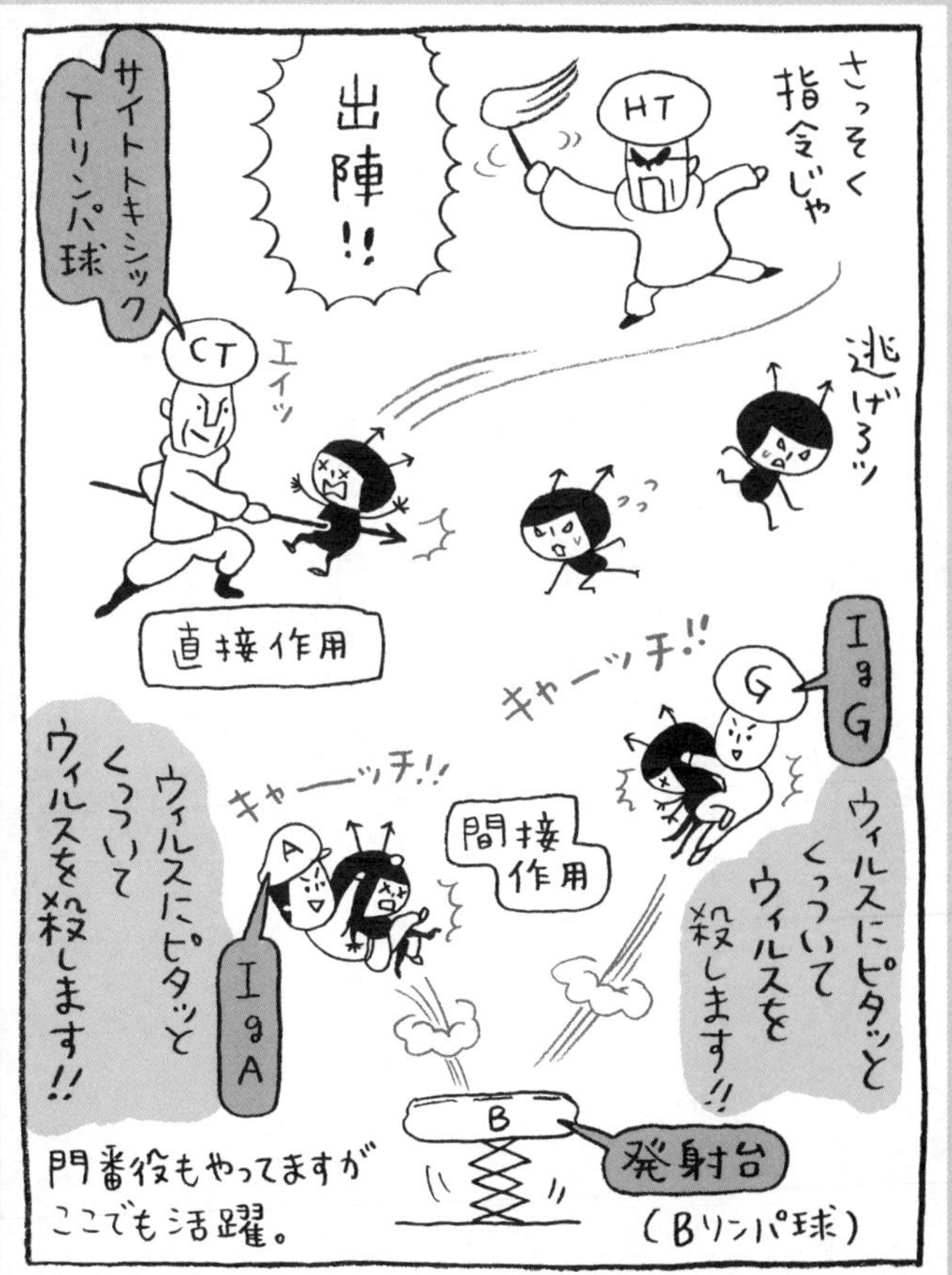

さっそく指令じゃ
HT
出陣!!
サイトトキシックTリンパ球
CT
エイッ
逃げろッ
直接作用
IgG
G
キャーッチ!!
ウィルスにピタッとくっついてウィルスを殺します!!
間接作用
キャーーッチ!!
A
IgA
ウィルスにピタッとくっついてウィルスを殺します!!
B
発射台
(Bリンパ球)
門番役もやってますがここでも活躍。

上咽頭ではこうした攻撃が繰り広げられ、
細菌やウイルスなどの抗原の侵入を堰《せ》き止めています。
これが「炎症」という状態です。
この「炎症状態」が長引くと、
私たちのもつ「免疫システム」が誤作動を始めます。
免疫システムが誤作動を始めると、
どんなことが起きるのか、 さらに説明しましょう。

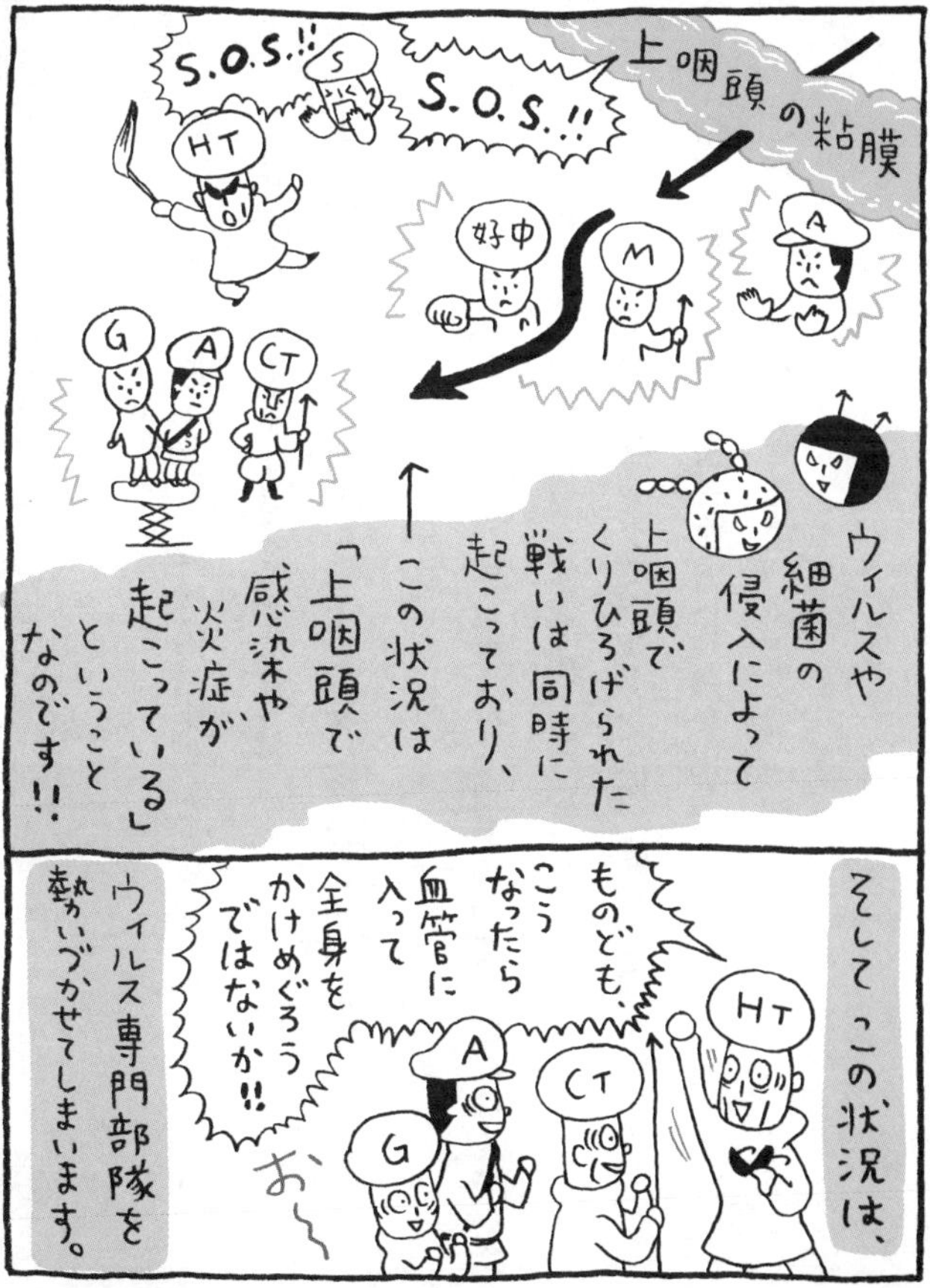
上咽頭の粘膜
S.O.S.!!
S.O.S.!!
HT
S
好中
M
A
G
CT
ウィルスや細菌の侵入によって上咽頭でくりひろげられた戦いは同時に起こっており、
←この状況は「上咽頭で感染や炎症が起こっている」ということなのです!!
そしてこの状況は、
ものども、こうなったら血管に入って全身をかけめぐろうではないか!!
お～
ウィルス専門部隊を勢いづかせてしまいます。

活性化した「ヘルパーTリンパ球」「サイトトキシックTリンパ球」
「免疫グロブリン」(IgAやIgG)は、
上咽頭を脱出し、血流に乗って全身に移動し始めます。

そしてまず、「ヘルパーTリンパ球」は、血液の中で静かに休んでいた
「マクロファージ」に攻撃指令を出し、活性化させます。
こうして元気づいた「マクロファージ」は、同じく血液の中で
静かに休んでいた「好中球」に指令を出し、
こちらも活性化させます。

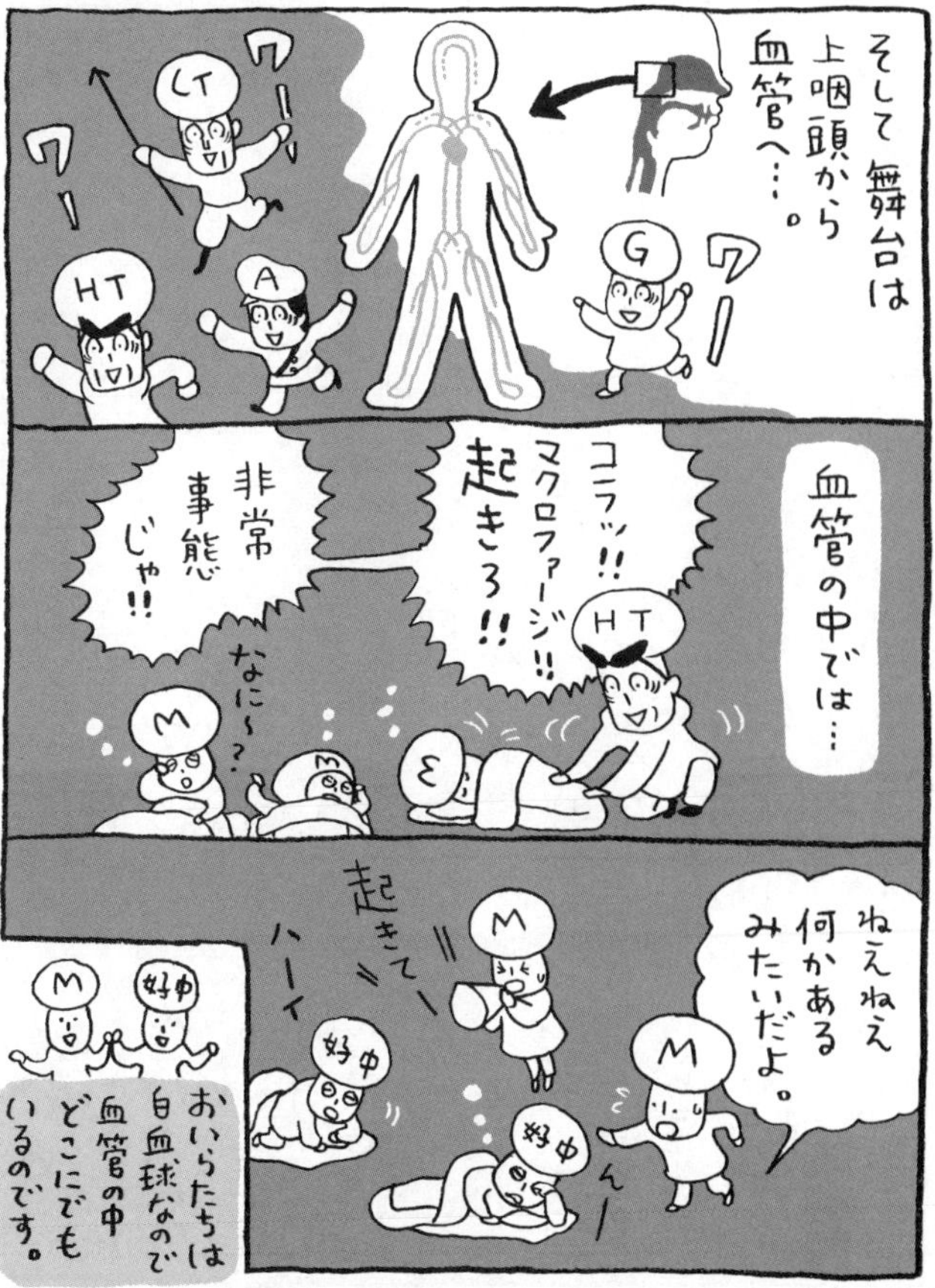
そして舞台は上咽頭から血管へ…。
ワー
LT
ワー
ワー
HT
A
G
ワー
血管の中では…
コラッ!! マクロファージ!! 起きろ!!
非常事態じゃ!!
HT
M
なに〜?
M
M
ねえねえ何かあるみたいだよ。
起きて〜
ハーイ
M
M
好中
好中
ん〜
M
好中
おいらたちは白血球なので血管の中どこにでもいるのです。

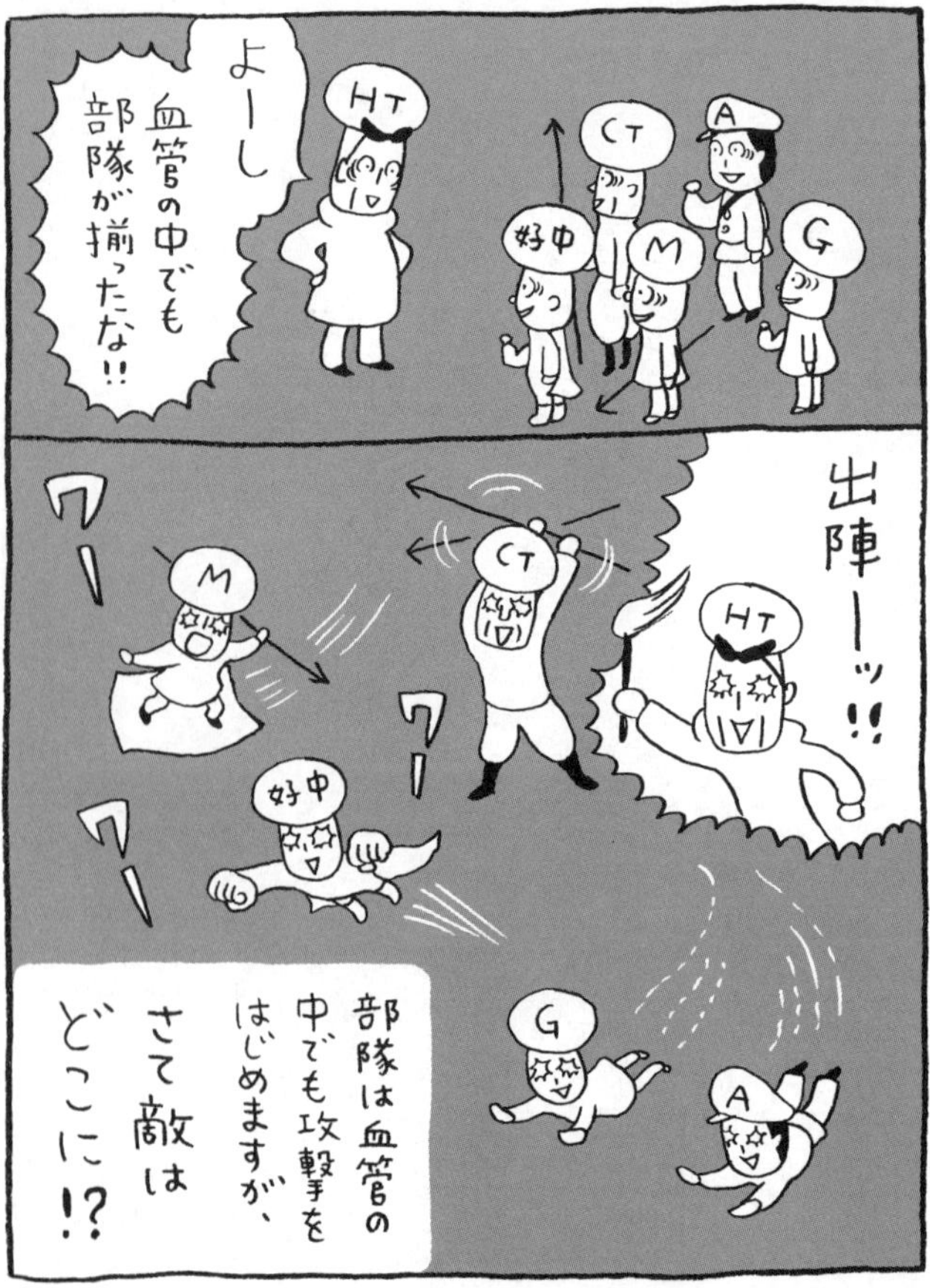
よーし
血管の中でも
部隊が揃ったな!!
HT
CT
A
好中
M
G
出陣ーーッ!!
ワー
ワー
ワー
部隊は血管の
中でも攻撃を
はじめますが、
さて敵は
どこに!?

そして、血液の中で活性化した
「ヘルパーTリンパ球」「サイトトキシックTリンパ球」
「マクロファージ」「好中球」は、
新たな標的を探して暴れ出し、
最終的になんの問題もない自分の細胞を攻撃し始めるのです。

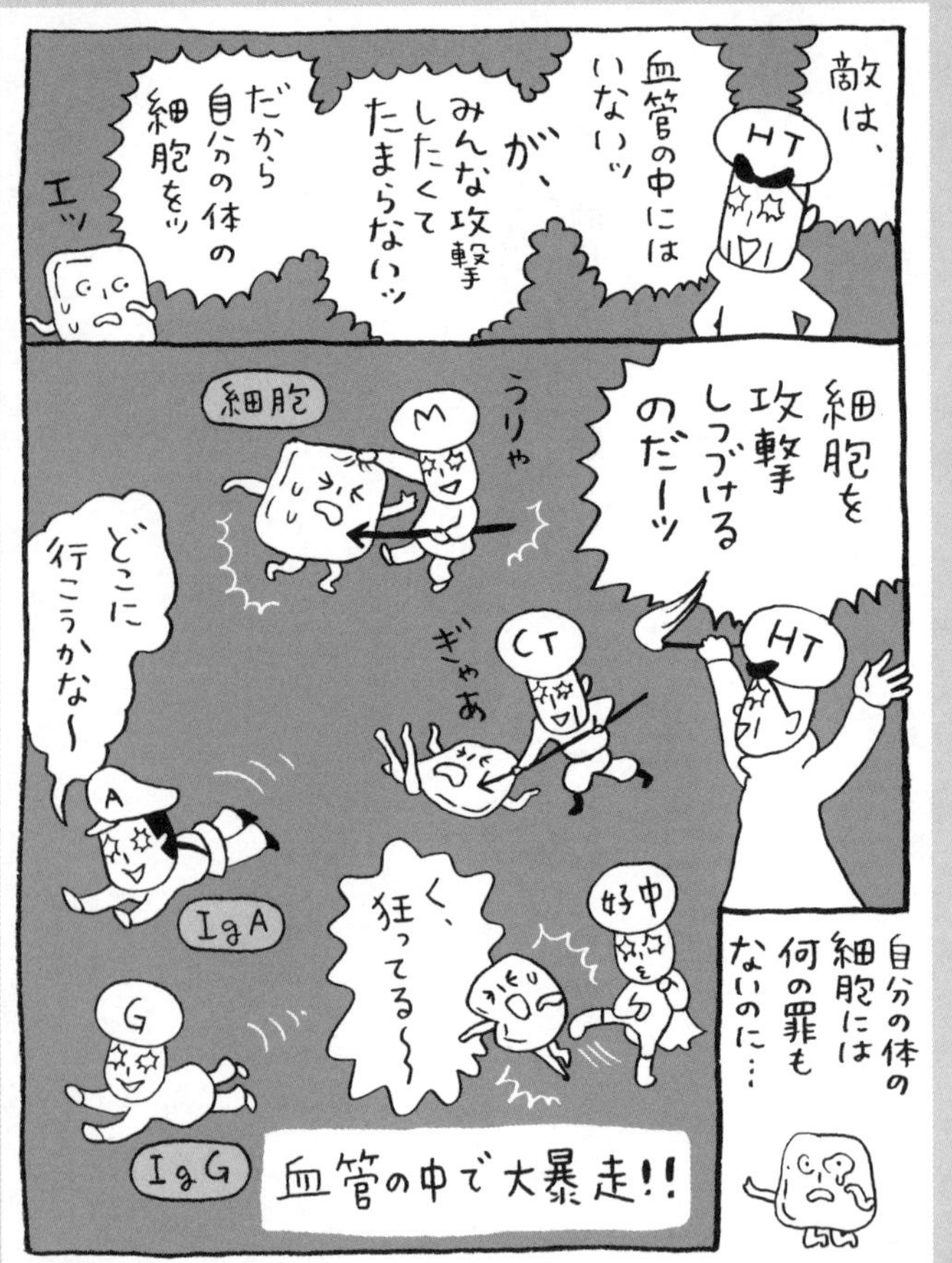
敵は、
HT
血管の中にはいないッ
が、みんな攻撃したくてたまらないッ
だから自分の体の細胞をッ
エッ
細胞を攻撃しつづけるのだーッ
HT
うりゃ
M
細胞
ぎゃあ
CT
どこに行こうかな〜
A
IgA
く、狂ってる〜〜
好中
G
IgG
血管の中で大暴走!!
自分の体の細胞には何の罪もないのに…

一方、血流に乗って流れていった「免疫グロブリン」（ＩｇＡとＩｇＧ）も、気に入った場所（腎臓など）を見つけると、その組織にくっついて留まり沈着し、病気を起こしたりします。

このように、自分の正常な細胞を攻撃し始める状態を「自己免疫疾患」（腎炎や関節炎、慢性皮膚炎などの病気の総称）と呼びます。

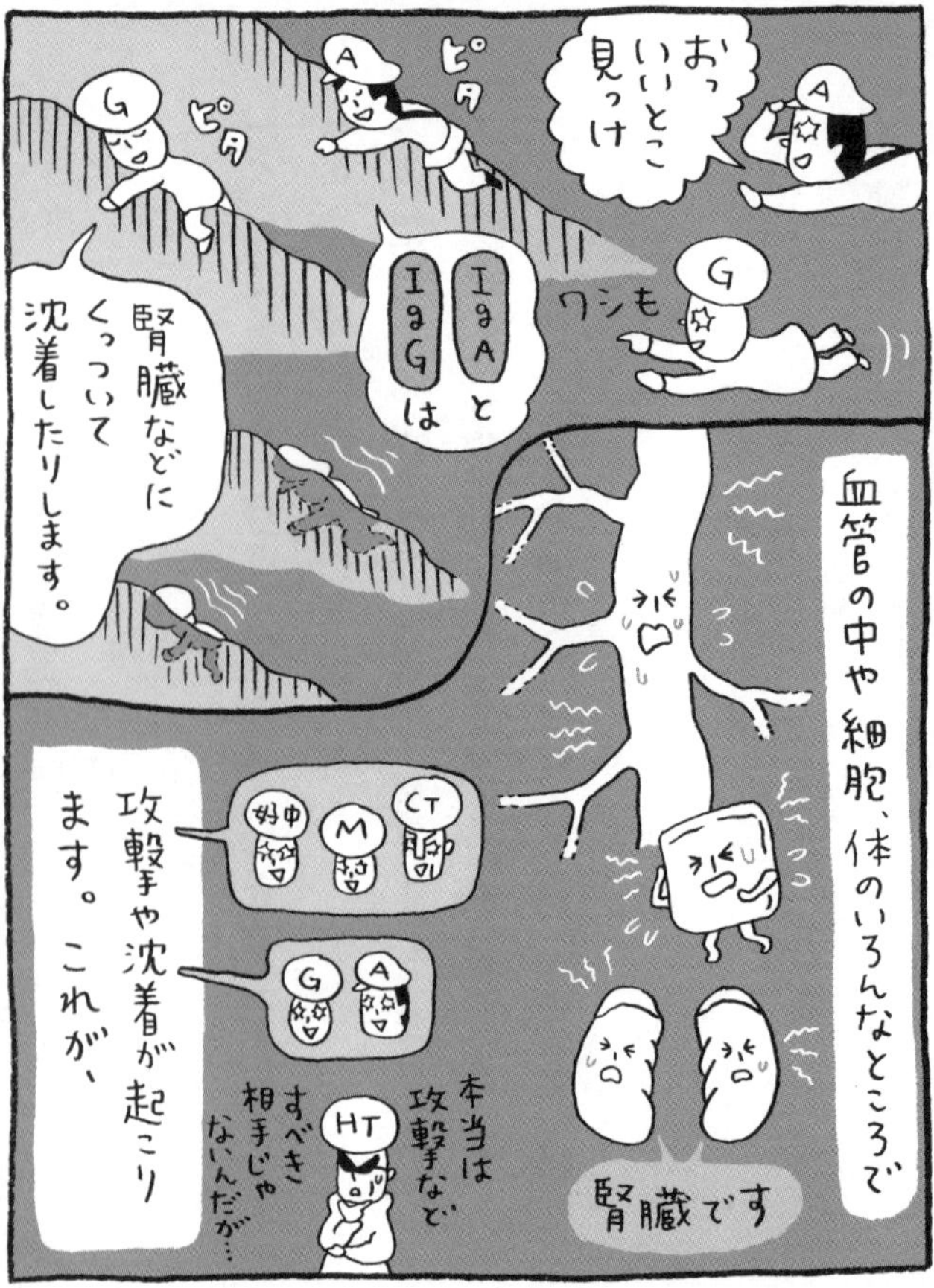

おっ いいとこ見っけ
ピタ
ピタ
ワシも
IgAとIgGは
腎臓などにくっついて沈着したりします。
血管の中や細胞、体のいろんなところで
腎臓です
本当は攻撃などすべき相手じゃないんだが…
攻撃や沈着が起こります。これが、

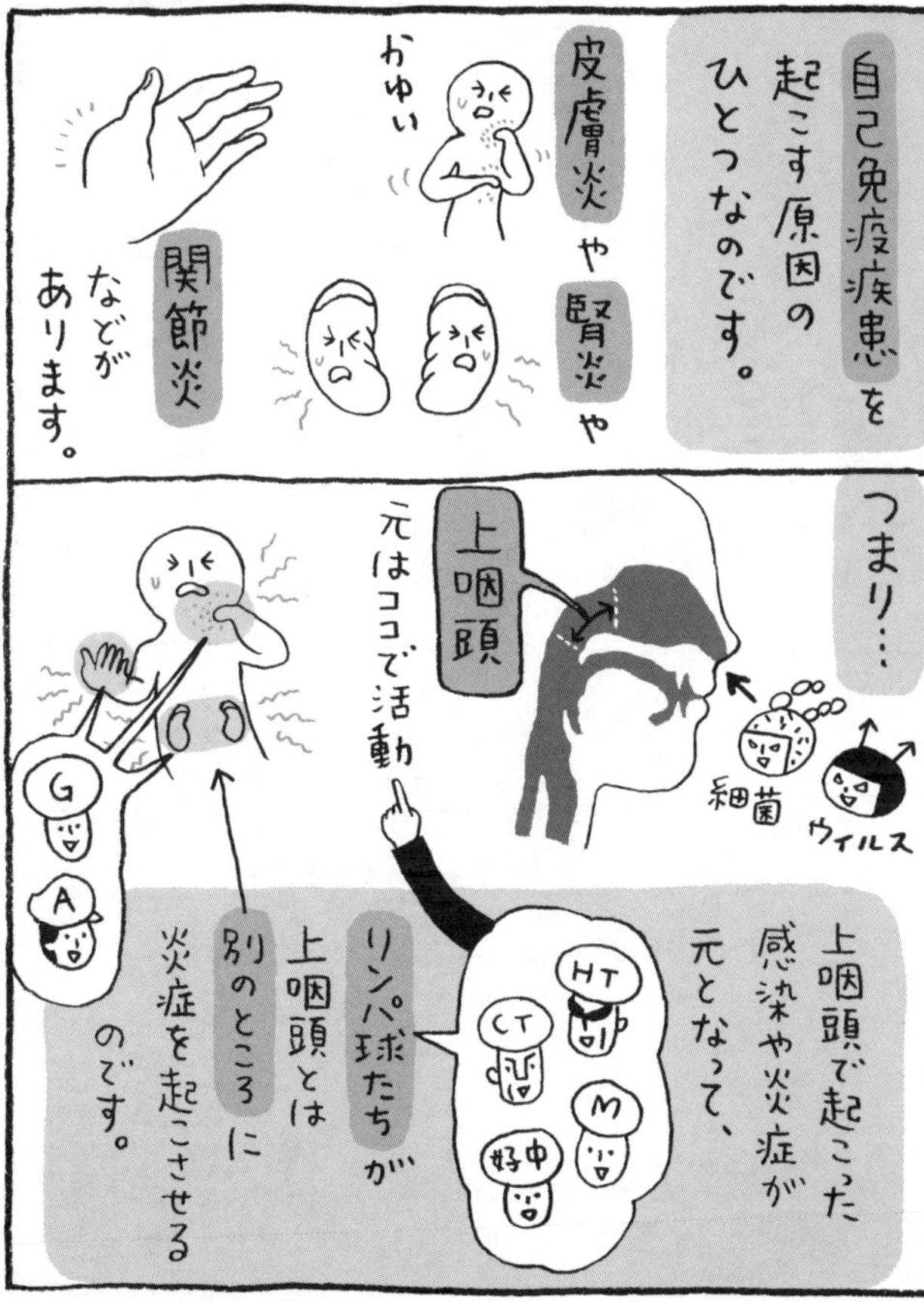

自己免疫疾患を
起こす原因の
ひとつなのです。
皮膚炎や
腎炎や
かゆい
関節炎
などがあります。
つまり…
細菌
ウイルス
上咽頭
元はココで活動
上咽頭で起こった感染や炎症が元となって、
HT
CT
M
好中
リンパ球たちが上咽頭とは別のところに炎症を起こさせるのです。
G
A

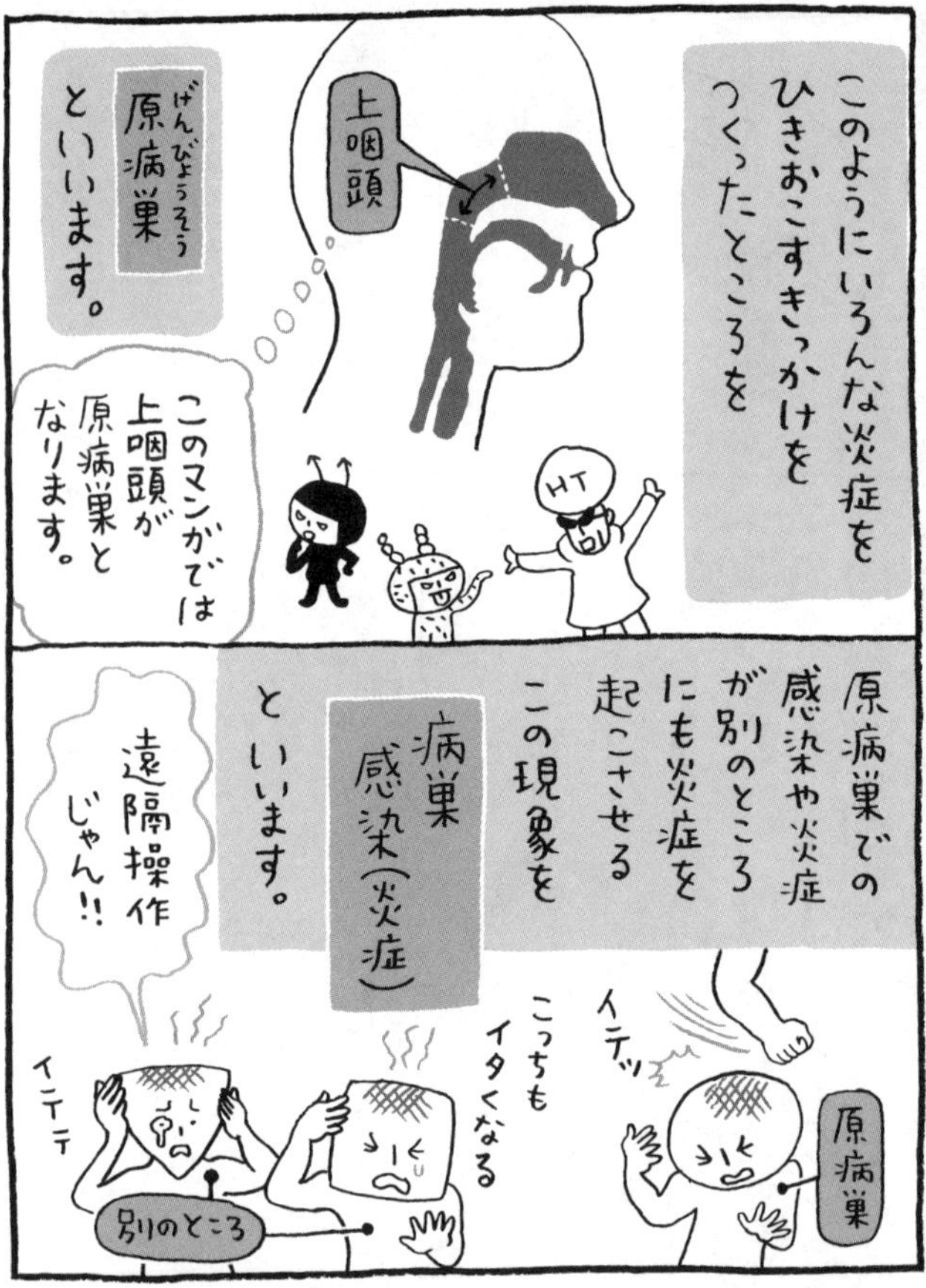
このようにいろんな炎症をひきおこすきっかけをつくったところを
原病巣《げんびょうそう》といいます。
上咽頭
このマンガでは上咽頭が原病巣となります。
HT
原病巣での感染や炎症が別のところにも炎症を起こさせるこの現象を
病巣感染(炎症)といいます。
遠隔操作じゃん!!
イテッ
原病巣
こっちもイタくなる
イテテ
別のところ

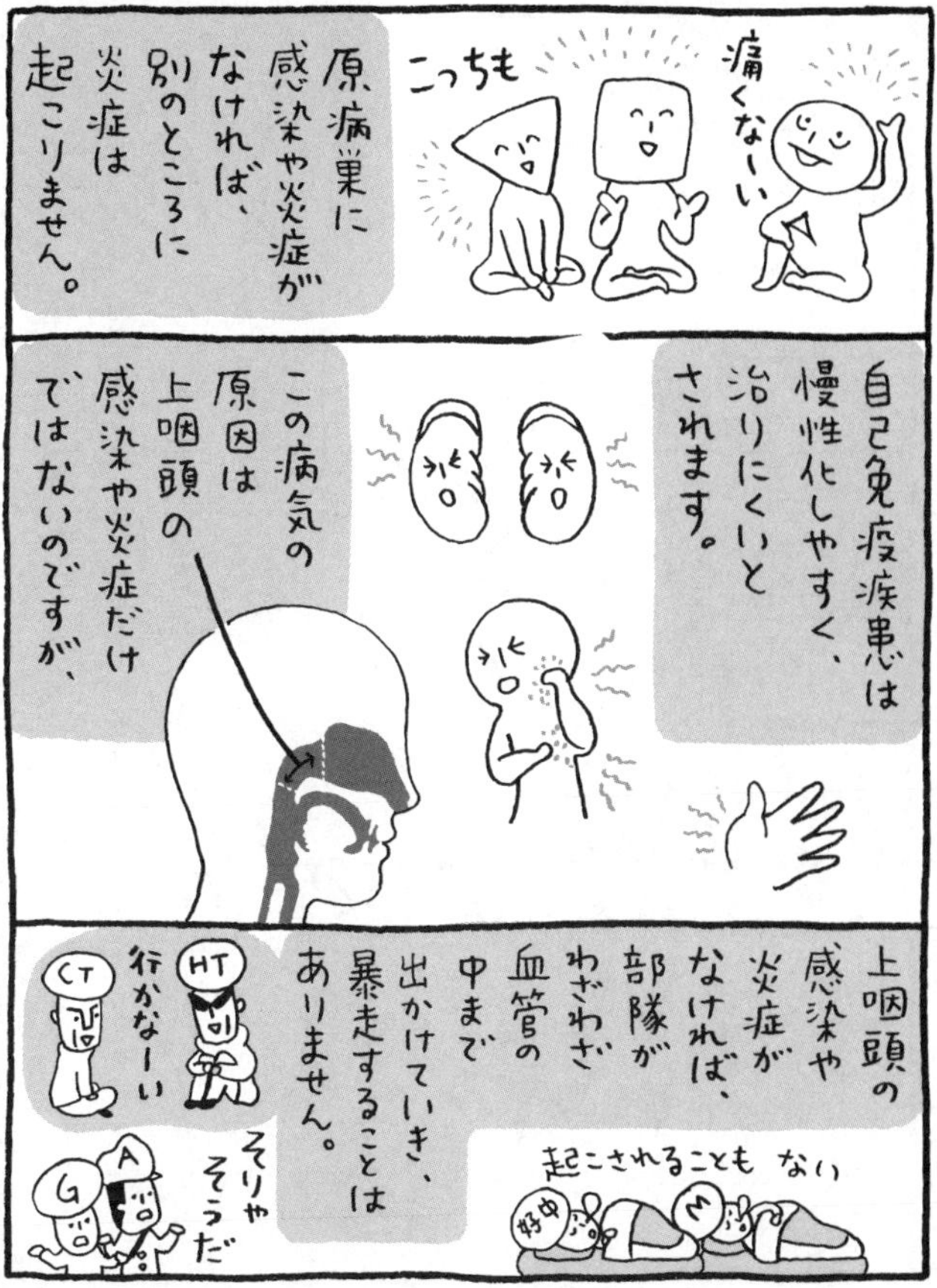
痛くなーい
こっちも
原病巣に感染や炎症がなければ、別のところに炎症は起こりません。
自己免疫疾患は慢性化しやすく、治りにくいとされます。
この病気の原因は上咽頭の感染や炎症だけではないのですが、
上咽頭の感染や炎症がなければ、部隊がわざわざ血管の中まで出かけていき、暴走することはありません。
起こされることもない
好中
M
行かなーい
HT
CT
そりゃそうだ
A
G

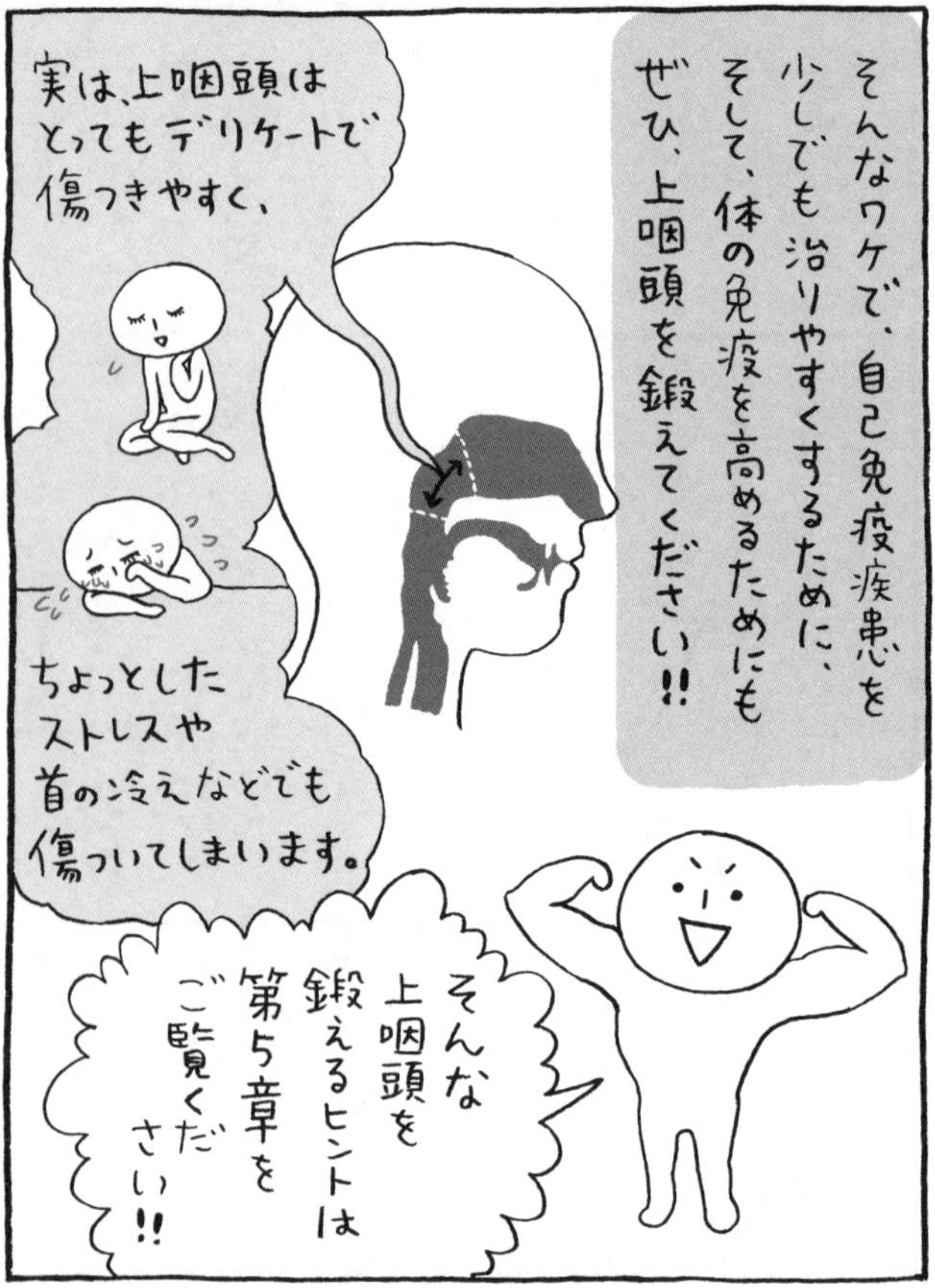

そんなワケで、自己免疫疾患を少しでも治りやすくするために、そして、体の免疫を高めるためにもぜひ、上咽頭を鍛えてください!!
実は、上咽頭はとってもデリケートで傷つきやすく、
ちょっとしたストレスや首の冷えなどでも傷ついてしまいます。
そんな上咽頭を鍛えるヒントは第5章をご覧ください!!

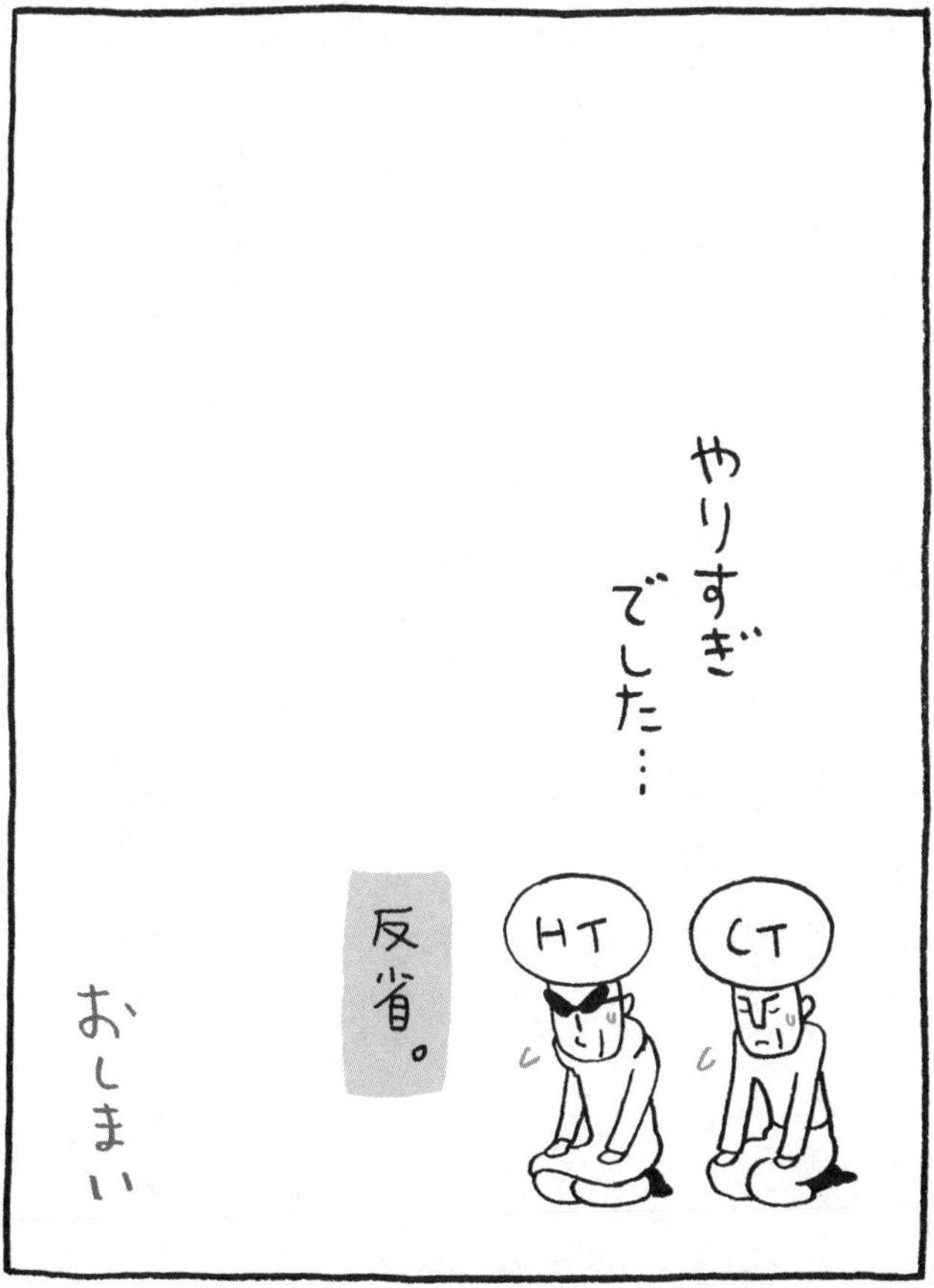
やりすぎでした…
反省。
HT
CT
おしまい

「上咽頭を鍛えると、免疫力が上がる」科学的な理由

「上咽頭劇場」はいかがでしたか？　「上咽頭炎」が「原病巣」になって腎炎などの二次疾患が生じるメカニズムのイメージがつかめたでしょうか。

これは、炎症が「扁桃」や「歯肉」に起きたときも同じようなメカニズムが働きます。

ここからは少し専門的になります。難しい人は読み飛ばしてもいいでしょう。

64ページで、「空気とともに上咽頭に侵入してきた細菌やウイルスが上咽頭の繊毛上皮に付着すると、敵の侵入を察知した繊毛上皮細胞が、マクロファージや好中球にサインを出して攻撃を指令します」とご説明しました。

しかし、通常、免疫システムでは、攻撃指令を出すのは「マクロファージ」か「ヘルパーTリンパ球」です。ところが**上咽頭では、上咽頭の「繊毛上皮細胞」そのものが攻撃指令を出している**ようなのです。

この上咽頭特有の現象を証明するために、上咽頭の細胞を採り、詳しく調べてみることにしました。口腔内や鼻腔を綿棒でこすっても細胞はあまり採れませんが、上咽頭をこすった綿棒には、驚くほど多くの細胞が採れました。そして、その細胞を顕微鏡で調べてみると、なんと、**その大半が「リンパ球」だった**のです。

「リンパ球」は骨髄でつくられ、血液中や脾臓《ひぞう》、扁桃、リンパ節などのリンパ器官の中に多く存在します。

人間の体の「免疫システム」に深く関わっていて、**ふつう体の表面にはあまり存在しません。**にもかかわらず、外界と接する空気の通り道である「上咽頭」という表面に、たくさんのリンパ球が露出していることを発見し、私は衝撃を覚えました（60ページ写真参照）。

つまりこれは、**上咽頭が外からの異物の侵入に対しリンパ球を使って最初に防**

御する役目を担っているということに違いなく、外から安全に空気を吸い込んで酸素を取り入れるために、人間の体にはいかに精巧で重装備な機能が備わっているかということを示すものです。

「上咽頭」と「扁桃」——2つの門番

次に、上咽頭から採取した細胞を特殊な方法で染色すると、上咽頭の繊毛上皮細胞には「ＭＨＣ《エムエイチシー》ｃｌａｓｓ《クラス》Ⅱ《ツー》」という抗原がありました。

ＭＨＣｃｌａｓｓⅡ抗原というのは、侵入した細菌を捕まえたマクロファージなどの表面に現われるもので、その細菌の情報を免疫の司令官である「ヘルパーＴリンパ球」に伝達する重要な役割をしています。

その伝達物質が上咽頭の繊毛上皮にあったということは、先ほどお話ししましたように**上咽頭の繊毛上皮そのものに、マクロファージと同様の、侵入した抗原（細菌やウイルスなど）の情報をリンパ球に伝達する能力がある**ということを示しています。

さらに、上咽頭からたくさん採れたリンパ球の特徴を、フローサイトメトリーという白血球中のリンパ球を解析する方法で調べてみました。すると、上咽頭から採れたリンパ球の特徴が、口蓋扁桃のリンパ球の特徴と非常に似ており、またしても驚かされる結果となりました。

90ページの表から、上咽頭の表面にあったリンパ球には末梢血リンパ球に比べて次のような特徴が見られました。

①「Bリンパ球」優位……「Tリンパ球」に対する「Bリンパ球」の比率が高い

②「ヘルパーTリンパ球」優位……「Tリンパ球」の中では、「サイトトキシックTリンパ球」に対する「ヘルパーTリンパ球」の比率が高い

③「Bリンパ球」も「Tリンパ球」も活性化している

これは、**上咽頭の粘膜では、「Bリンパ球」が侵入者を攻撃する抗体（IgAやIgG）を盛んにつくっていること**を表わしています。

上咽頭リンパ球・扁桃リンパ球・末梢血リンパ球の成分割合

	上咽頭リンパ球			扁桃リンパ球 n =2	末梢血リンパ球 n = 7
	健常者 n = 9	咽頭炎の人 n = 8	IgA腎症の人 n =32		
リンパ球のうちヘルパーＴリンパ球の割合	29.1	35.2	＊＊ 41.7	39.2	42.2
リンパ球のうちサイトトキシックＴリンパ球の割合	8.4	9.9	12.1	9.3	29.8
ヘルパーＴリンパ球／サイトトキシックＴリンパ球	4.28倍	4.12倍	4.25倍	4.63倍	1.48倍
リンパ球のうちＢリンパ球の割合	57.8	54.6	＊ 43.6	51.4	18.4
ヘルパーＴリンパ球の中の活性化の割合	30.5	＊＊＊ 53.3	＊＊# 40.3	29.5	10.1
サイトトキシックＴリンパ球の中の活性化の割合	41.6	＊＊ 66.4	＊＊ 58.9	45.6	23
Ｂリンパ球の中の活性化の割合	41.4	30.1	29.1	46.9	0.8

単位(%)

＊：p<0.05 vs. 健常者，＊＊：p < 0.01 vs. 健常者
＊＊＊：p < 0.001 vs. 健常者，#：p < 0.01 vs. 咽頭炎

出典：堀田修「IgA腎症の病態と扁摘パルス療法」(メディカル・サイエンス・インターナショナル)

さらに、「ヘルパーTリンパ球」が優位の状態であることは、「ヘルパーTリンパ球」が「免疫システムの司令塔」としてさまざまな指令を出し続けていることを表わしていて、この状態が全身の免疫システムに少なからぬ影響を及ぼしている、つまり病巣感染をひきおこしていると考えられるのです。

さらにこの表からは、「Tリンパ球」も「Bリンパ球」も活性化していることがわかります。

そして、注目すべきこととして、先述の三つの特徴が「扁桃リンパ球」の特徴とまったく同じであるということです。

以上から、口腔の奥に位置する口蓋扁桃が、「塊」として口から侵入するさまざまな抗原、病原菌などに対する門番としての働きをするのに対し、**上咽頭は「面」として、もっぱら気道から侵入する抗原や病原体などに対する門番としての働きをしている**といえます。

ただし、注意したい点があります。私のこれまでの経験ではIgA腎症の患者さんには、扁桃だけに病巣の元である炎症がある場合と、扁桃と上咽頭の両方に原病巣がある場合の2パターンあると思われます。

つまり、IgA腎症に関していえば、「慢性上咽頭炎」のみに原病巣があって、扁桃に問題のない患者さんはほとんどいないようです。ですから、治療の第一選択はあくまでも「扁摘パルス」となるのです。

言い換えると、「慢性上咽頭炎」が原病巣として働く場合があることは間違いないと思われますが、すべての二次疾患（病巣感染が原因で起こる疾患）の原病巣ではないということです。

ですから、上咽頭の炎症を治せばすべての二次疾患が治るわけではないということは、明記しておきたいと思います。

「自律神経」と「上咽頭」の切っても切れない関係とは?

次に、慢性上咽頭炎と深い関連がある、**「自律神経の乱れ」**について触れていきましょう。

自律神経には「交感神経」と「副交感神経」があります。

交感神経は活動しているときやストレスがあるときに活発になり、副交感神経はリラックスしているときに活発になります。

極度のストレスや働きすぎなどにより、交感神経優位の状態が続いて自律神経のバランスが崩れると、免疫力の低下が起こりますが、これは**直ちに上咽頭の免疫システムに影響を与える**と考えられます。

その結果、上咽頭の慢性的な炎症がさらに悪化して、さまざまな不快症状が現われると推察されます。

ではなぜ、免疫力の低下が、直ちに上咽頭に影響するのでしょうか。

それは、**上咽頭にある繊毛上皮細胞がつねに活性化していること**に関係します。活性化した繊毛上皮細胞は、何かのきっかけがあれば、すぐに戦闘準備状態から戦闘態勢に移れる状態、つまりマクロファージや好中球、Tリンパ球に指令を出す状態になれるということです。

そのきっかけは、何も細菌やウイルスの侵入である必要はありません。**ストレスがあるとか、ただ寒い場所にいたとか、ほこりっぽい場所にいたとか、そんな小さなきっかけで、自律神経のバランスが崩れ、上咽頭の慢性炎症が悪化します。**

実際、慢性上咽頭炎の患者さんの上咽頭から、病原菌が検出されないことがしばしばあります。つまり、**炎症に細菌やウイルスが関わっていない**ということです。

これは難しい言葉で説明すると、「内在抗原向け免疫システム」といい、細菌やウイルスなどの外からの侵入物に対する（外来抗原向け）免疫システムではなく、**自律神経の乱れや体の老化、細胞のガン化、血管内皮の損傷など、自分の体の中で起こるさまざまな問題に対処するためにつくられた免疫システムによって起こる現象**なのです。

このように私たちの体は、外敵に対するだけでなく、体の中で起こるトラブルに対応しても免疫システムが働くようになっているために、自律神経のバランスが崩れることによって免疫力が低下すると、それに応じて上咽頭の炎症が悪化すると考えられるのです。

「痰の色」に注意！　白、黄色……その違いは？

つまり、上咽頭が「病巣感染」として感染を起こしていないにもかかわらず、自律神経の乱れによって起こった上咽頭炎の悪化によって、めまいや胃部不快など自律神経障害だけでなく、腎臓病や関節炎などの二次疾患も起きるということとです。

このことは、病原菌による慢性の感染が必ず存在する扁桃の「病巣感染」とは異なり、上咽頭に病原菌がなくても起こる「病巣炎症」という状態が生じている証拠といえます。

たとえば、疲労などがきっかけで毎月風邪をひくような、いわゆる、しょっちゅう風邪をひく人がいますが、これはまさに病原体が体に侵入していないのに風邪をひいてしまったもので、上咽頭における慢性炎症の悪化が原因と考えられます。この悪化した慢性炎症が二次疾患をひきおこすと、病巣炎症といわれます。

上咽頭の慢性炎症が悪化しやすい人は、**首の後ろを数分間冷やしただけで、炎症が急激に悪化し、感染を起こしているわけではないのに風邪の症状が出てきます。**

ただし、こうした風邪は上咽頭で細菌と好中球の戦闘がないため、上咽頭から出る痰は、粘膜から分泌された粘液が主体のいわゆる「白い痰」で、病原菌や好中球の死骸が入った「黄色い痰」ではありません。

　また、ストレスによって起こる体の反応のうち、自律神経のバランスが乱れたり、内分泌ホルモンのバランスが乱れたりするのは、自律神経と内分泌系をつかさどる視床下部によってひきおこされることはよく知られています。

　22ページのイラストを見てもわかるように、上咽頭は空気の通り道としてはもっとも視床下部に近い場所に位置するため、ストレスの影響を受けやすいのかもしれません。

　したがって、ストレスがきっかけで起こるさまざまな不快症状に、「慢性上咽頭炎治療」が効果を発揮することを考えれば、**日ごろから上咽頭の慢性炎症を悪化させないように心がけることが、ストレスに強いこころと体をつくることになると言えるでしょう。**

「ただの風邪」と見くびってはいけません！

これまでお話ししてきたことをもう一度まとめると、上咽頭炎には風邪によって起こる「急性上咽頭炎」と、「慢性上咽頭炎」があり、慢性上咽頭炎が起こる原因として、病原微生物の感染が関わる炎症と、感染以外の原因によって起こる炎症がある、ということがおわかりいただけたと思います。

そして、私が問題にしているのは「慢性上咽頭炎」なのですが、読者のみなさんは、なぜ上咽頭に慢性炎症が起こるのだろうか、という疑問をもたれているのではないでしょうか。

上咽頭に風邪などの細菌やウイルスが侵入してくると、私たちの体の免疫システムが働いて攻撃を開始し、細菌やウイルスなどをやっつけます。ということは、各人がもつ自己治癒力、つまり免疫力が高ければ、風邪（急性上咽頭炎）はすぐに治る病気なのです。ところが寝不足が続いている、疲れている、ストレスがあるといった免疫力が下がっている状態で風邪をひくと、風邪はなかなか治らないものです。

これが「上咽頭劇場」の82ページでお話しした「病巣感染」の状態で、リンパ球が上咽頭にとどまらず、血液に乗って全身をかけまわり、血中のマクロファージや好中球を勢いづかせ、遠く離れた腎臓や血管などで見境なく戦闘を起こし、自分の細胞を標的として攻撃を起こしている状態を反映しています。

この標的が腎臓の糸球体であれば腎炎を起こし、血管内皮細胞であれば血管炎を起こして皮膚に紫斑が現われ、皮膚の表皮であれば湿疹を起こし、関節の滑膜であれば関節炎となります。

まさしくこの病巣感染を起こした状態が「風邪」と「万病」を結ぶ鍵となり、急性上咽頭炎が慢性上咽頭炎に変わるきっかけとなるのです。

私は腎臓内科医として、風邪をひいたことをきっかけとして血尿が出たり、ネフローゼ症候群が再発したり、あるいは、ひどい風邪のあとに急速進行性腎炎と呼ばれる急激に腎機能が低下する、たちの悪い腎炎を発症したりする患者さんをたくさん診てきました。

こうした経験から、「風邪は万病の元」という言葉が、ある意味で真理であることを実感しています。

炎症には「いい炎症」と「悪い炎症」がある

風邪が契機となって慢性上咽頭炎になることがある、ということはおわかりいただけたと思いますが、**実は程度の差こそあれ、すべての人の上咽頭では絶えず炎症が起こっている**のです。

それは上咽頭という部位の宿命ともいえる現象です。

22ページのイラストを見てもわかるように、上咽頭というのは上気道の中でかなり広い空間をもつ部位です。

そのため、鼻から入って狭い両方の鼻腔を通過して鼻の奥で合流した空気は、この広い空間で速度が落ち、さらにここで空気の流れる方向が下向きに変わるため空気が滞留しやすく、空気中の細菌やほこりが上咽頭の表面に付着しやすいという特徴があります。その結果、上咽頭の表面はつねに細菌やウイルスといった外の刺激にさらされるため、絶えず炎症が起きているのです。

この状態こそが慢性上咽頭炎といわれるもので、人間であれば誰もがもっている炎症なのですが、**問題は人によっては体に悪さをするほどの炎症になることがあるということです。**

医学的にはこの違いを**「病的炎症」「生理的炎症」**といいますが、「病的炎症」とは「リンパ球が戦闘状態に入っている」、「生理的炎症」とは「リンパ球が戦闘準備状態にある」と言い換えられます。

上咽頭を綿棒で擦過して血が綿棒に付着する人は、「病的炎症がある」と考えられますが、私の経験では約8割の人が病的炎症の状態であって、そのうちの2割程度の人が、のどが痛い、鼻がつまる、頭痛がする、肩がこるなどの自覚症状をもっている、ひどい「病的炎症」の状態だと推測されます（左イラスト参照）。

一方、「生理的炎症」の人の上咽頭を綿棒で擦過しても、綿棒に血は付着しません。

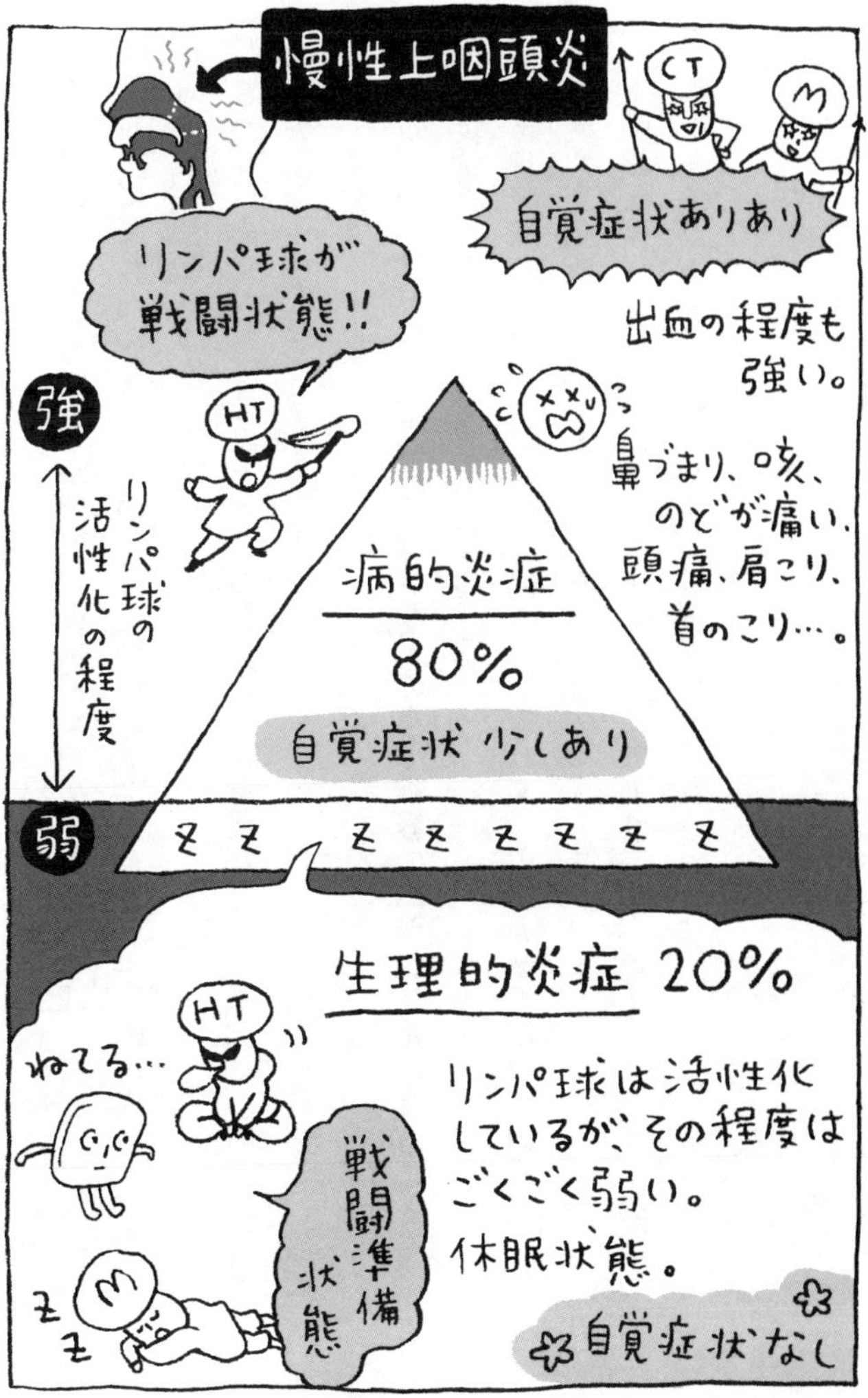
慢性上咽頭炎
自覚症状ありあり
リンパ球が戦闘状態!!
出血の程度も強い。
強
リンパ球の活性化の程度
弱
鼻づまり、咳、のどが痛い、頭痛、肩こり、首のこり…。
病的炎症
80%
自覚症状少しあり
HT
CT
M
生理的炎症 20%
ねてる…
リンパ球は活性化しているが、その程度はごくごく弱い。
休眠状態。
戦闘準備状態
自覚症状なし

では、どんなことがきっかけで、症状のまったくない「生理的炎症」から「病的炎症」に変わったり、程度の低い「病的炎症」がひどい「病的炎症」に変わったりするのでしょうか。

きっかけの一つは、先ほどからお話ししている風邪です。風邪をひいて急性上咽頭炎になったとき、きちんと治さないでいると、慢性上咽頭炎の状態が「病的炎症」に変わってしまいます。

そのほか、**ストレスや過労、寒さなどの自律神経のバランスが崩れることも、「病的炎症」に変える原因**となりえます。

つまり、疲れがたまっていて、体調がすぐれず、免疫力が下がっていると、簡単に慢性上咽頭炎が「病的炎症」状態に変わってしまう。

上咽頭とは、それほどにデリケートな場所であり、言い換えれば私たちの体の状態を測るリトマス試験紙のような場所だと考えられます。

「アレルギー体質は変えられる！」と私が確信する理由

現在、日本人を悩ます代表的なアレルギー疾患といえば、**花粉症、喘息、アトピー性皮膚炎**ではないでしょうか。

実際、この3疾患の患者数は多く、正確な統計はありませんが、花粉症は日本人の約40％、喘息は成人の5～9％、子どもの4～6％（成人と子どもの合計で約450万人）、アトピー性皮膚炎は成人の10％、子どもの20％とされています。

アレルギーの発症に、「免疫システム」が関わっていることはよく知られています。免疫システムに深く関係する上咽頭炎の治療は、アレルギーに対しても効果があるようです。前述した堀口氏も、その研究の中で、花粉症、喘息、アトピー性皮膚炎に鼻咽腔炎の治療が有効であったと報告しています。実際、私もIgA腎症の治療のために上咽頭炎の治療を行っている何人もの患者さんから、花粉症が軽くなった、という話を聞いています。

ただ、アレルギー疾患、なかでも花粉症というのはプラセボ（偽薬）効果が高い疾患で、患者さんに「これは花粉症によく効く薬です」といって、小さな飴玉を渡しても、何割かの患者さんは必ず効果が出てしまう病気です。したがって、しっかりとしたコントロールとの比較試験（一般的に使われている薬や偽薬と比較する）をしたあとでなければ科学的な評価は出せませんが、私のこれまでの経験からも、花粉症と喘息の患者さんで上咽頭炎治療の効果がある人は少なくないと思います。

また、アトピー性皮膚炎については、知人の皮膚科医が上咽頭炎の治療を取り入れたところ、有効な症例がかなりあると報告してくれました。

ただ、慢性上咽頭炎の治療が、何か一つのアレルゲン（花粉など、アレルギーをひきおこす物質）だけに効果があるとは考えにくいのです。ですから、私は**慢性上咽頭炎の治療はアレルギーそのものを起こしにくくする**治療であると考えています。つまり、上咽頭に慢性の炎症があるということが、アレルギー疾患を発症しやすい状態をつくっているのではないか、と考えています。

実際、花粉症などのアレルギーをもっている人で、スギ花粉だけに反応するという人は意外に少なく、ヒノキ、ブタクサ、ダニなど複数のアレルゲンに反応することがしばしばです。こうした人は花粉などの外からの刺激に対して過敏に反応する体質であるといえます。

アレルギーの〝スイッチ〟をオフに⁉

では、なぜ慢性上咽頭炎があると、アレルギーが発症しやすくなるのでしょうか。

免疫学的には、上咽頭においてリンパ球の臨戦態勢の程度が高いことがアレルギーを起こしやすいことにつながっていると考えられます。つまり、慢性上咽頭炎が病的炎症であると、ほんの少しの刺激によってすぐにアレルギー反応のスイッチが入るのではないかと私は考えています。たとえば、黄砂が飛散すると花粉症が悪化しますが、黄砂は慢性上咽頭炎を悪化させる重要な原因の一つです。

また自律神経の視点からは、副交感神経が優位の状態が続くと花粉症、アトピー、喘息などのアレルギー性疾患が生じやすいとされています。なぜなら、副交感神経優位の状態になるとリンパ球が増加して、活性化するため、アレルゲンへの攻撃態勢も増加し、アレルギーを起こしやすい状態をつくり出すのです。

ところで、慢性上咽頭炎の病的炎症があると自律神経のシステムに乱れが生じることはこれまでに述べましたが、病的炎症が治まることで自律神経のバランスが安定してくると、副交感神経優位の状態も治まり、アレルギーを発症しにくくさせると考えられます。

ということは、慢性上咽頭炎を治療してアレルギーを発症しにくい体質に変えれば、いろいろなアレルゲンに対して有効である可能性があるかもしれません。

第4章

簡単！・セルフチェック「この症状は、慢性上咽頭炎!?」

「長引くのどの痛み、頭痛、肩こり」は慢性上咽頭炎の〝サイン〟

第3章で風邪は上咽頭の急性炎症であるとお話ししましたが、風邪のひき始めの症状として**「のどの痛み」**はつきものです。

この「のどの痛み」ですが、扁桃の炎症がひきおこしていると考えている方が多いのではないでしょうか。

ところが、IgA腎症の治療のためにすでに扁桃を摘出した患者さんから、

「先生、扁桃を取ったのに風邪をひいたらやっぱりのどが痛いよう……。どうして？」

と聞かれることがしばしばあります。

確かに、子どもの場合は、風邪によって急性炎症を起こしている扁桃そのもの

がのどの痛みの原因であることが多いのですが（この場合、しばしば高熱を伴います）、大人の場合はのどが痛くても扁桃に炎症があるとは限りません。
むしろ扁桃に炎症があることは稀《まれ》だといえます。

「痛い場所」が不調の原因とは限らない

実際、のどが痛いと訴える患者さんに口を開けてもらい口腔内を丹念にのぞいても、痛んでいる部位を見つけられないことのほうが圧倒的に多いのですが、そんなときに医者は「のどがちょっと赤いですね」などとあいまいな説明をするものです。かくいう私も昔はそうでした。

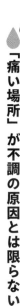

扁桃には炎症がないのに、なぜのどの痛みは起きるのでしょうか。

実はこの「のどの痛み」こそが、「上咽頭の痛み」なのです。

慢性上咽頭炎に詳しい杉田麟《りん》也《や》先生（元・杉田耳鼻咽喉科院長）によれば、のどの痛み（咽頭痛）のために来院した患者さんの実に90％は上咽頭に原因があり、実際に痛みを感じる中咽頭に炎症があったのはわずか10%にすぎなかったと報告しています（口咽科　23:23-35, 2010）。

このように、**痛みの原因である炎症を起こしている部位と、実際に痛みを感じる部位が違う現象を、医学用語では「関連痛《かんれんつう》」**といいます。

たとえば心筋梗塞を起こすと、左肩や左上腕が痛むことがあるのはよく知られています。

私の患者さんで、のどの奥の違和感が気になって耳鼻科を何件も回ったけれど原因がわからず、「精神的なものではないか」と言われた人がいます。そこで、その人の上咽頭を綿棒で触ってみると、案の定、「アッ、そこです！」という反応が返ってきました。これは上咽頭で起きている炎症の関連痛として、中咽頭から下咽頭に痛みを感じている証拠です。

上咽頭の炎症によって生じる関連痛は、のどの痛みだけではありません。**頭痛や肩こりとして起こっている場合も多い**のです。

とくに頭痛は風邪のつらい症状の一つですが、これも上咽頭炎の関連痛です。ひどく肩がこったと感じていたら実は風邪のひき始めだった、という経験をおもちの方も多いと思いますが、これも同じく関連痛で、**この関連痛こそが上咽頭炎の特徴の一つ**であると言えます。

「耳の下を押すと痛い！」わかりやすい症状は首筋に現れる

これまで「慢性上咽頭炎を肉眼で確認することの難しさ」について述べてきました。

風邪で起こる「急性上咽頭炎」は、ファイバースコープで上咽頭をのぞくと膿汁や分泌物などがついていて、表面が赤く炎症を起こしており、診断は比較的簡単にでき、分泌物を調べれば溶連菌などの細菌が認められます。

ところが、「慢性上咽頭炎」の場合は、ファイバースコープでのぞいても、せいぜい軽度の発赤《ほっせき》がある程度で、慢性上咽頭炎を知らない人がのぞいたら、なんら異常は見つけられません。

ところが綿棒で上咽頭を擦過すると、炎症があれば容易に出血します。それが診断になり治療にもなると、鼻咽腔炎の治療で一世を風靡した堀口申作氏も自身の著書で書いています。

また、堀口氏は、**出血した慢性上咽頭炎の人の80％は自覚症状がなかった**ことも指摘しています。ちなみに、慢性上咽頭炎があれば塩化亜鉛を用いなくとも、生理食塩水（体液と同じ塩化ナトリウム濃度０・９％の食塩水）をしみこませた綿棒でこするだけで出血します。

このように慢性上咽頭炎の診断はたいへん難しく、堀口氏が行ったように塩化亜鉛などを上咽頭に直接塗ることしか診断方法がないと思っていましたが、実は外からの触診で「この人には上咽頭炎がありそうだ」と予測をつけることもできることがわかりました。

そのことを教えてくれたのは、前述の杉田麟也先生です。

杉田先生は感染症の専門家として、順天堂大学耳鼻咽喉科助教授、順天堂浦安病院耳鼻咽喉科診療科長を歴任し、２００５年、千葉県千葉市に杉田耳鼻咽喉科を開業されました（現・玄耳鼻咽喉科院）。

私は内科医で、咽頭の診療技術は本職の耳鼻科医に遠く及びません。そこで慢性上咽頭炎診療に実績のある杉田先生の言葉を借りながら、慢性上咽頭炎の診断方法についてご紹介します。

「慢性上咽頭炎」はほぼ確実？「4つの症状」とは

杉田先生が大学病院で診察していたころは、上咽頭といえばガンができる場所、という認識しかなかったそうですが、いまでは朝から晩まで上咽頭炎、上咽頭炎、上咽頭炎、と診察する患者さんの約90％が上咽頭に炎症があり、痰が出たり、咳が出たり、のどがイガイガしたり、といった症状を訴えるそうです。

杉田先生が行っている慢性上咽頭炎の診断方法の基本は触診です。

耳の後ろ、専門的には耳下部の胸鎖乳突筋《きょうさにゅうとっきん》付着部付近（118ページイラスト参照）を**人差し指、中指、薬指の3本でやや強い力を込めて押すと、慢性上咽頭炎がある患者さんは痛みを感じます。**

杉田先生はこの痛みこそが慢性上咽頭炎がある証拠であるといいます。

上咽頭に炎症があると耳下部を押すと痛みを感じ、その炎症が強い場合には、触診したときに指先に筋肉の張りを感じます。これはイラストのように上咽頭と耳下部は同じ高さにあることが関係しています。つまり、この触診法を使えば、上咽頭の炎症反応が　塩化亜鉛を塗布しなくても慢性上咽頭炎の有無が判断できるので、たいへん便利な診断方法だといえます。

加えて、前項目でご紹介したように、慢性上咽頭炎があると、のどに痛みを感じる患者さんはたくさんいます。

ですから、**なかなか取れない「のどの痛み」**があり、さらに**咳が出る**（これは上咽頭からの分泌物が下方に流れて気管に入ることで生じます）、**のどがイガイガする**などの症状があって、**耳の下を押して痛み**を感じた場合は、慢性上咽頭炎である可能性が高いと考えられます。

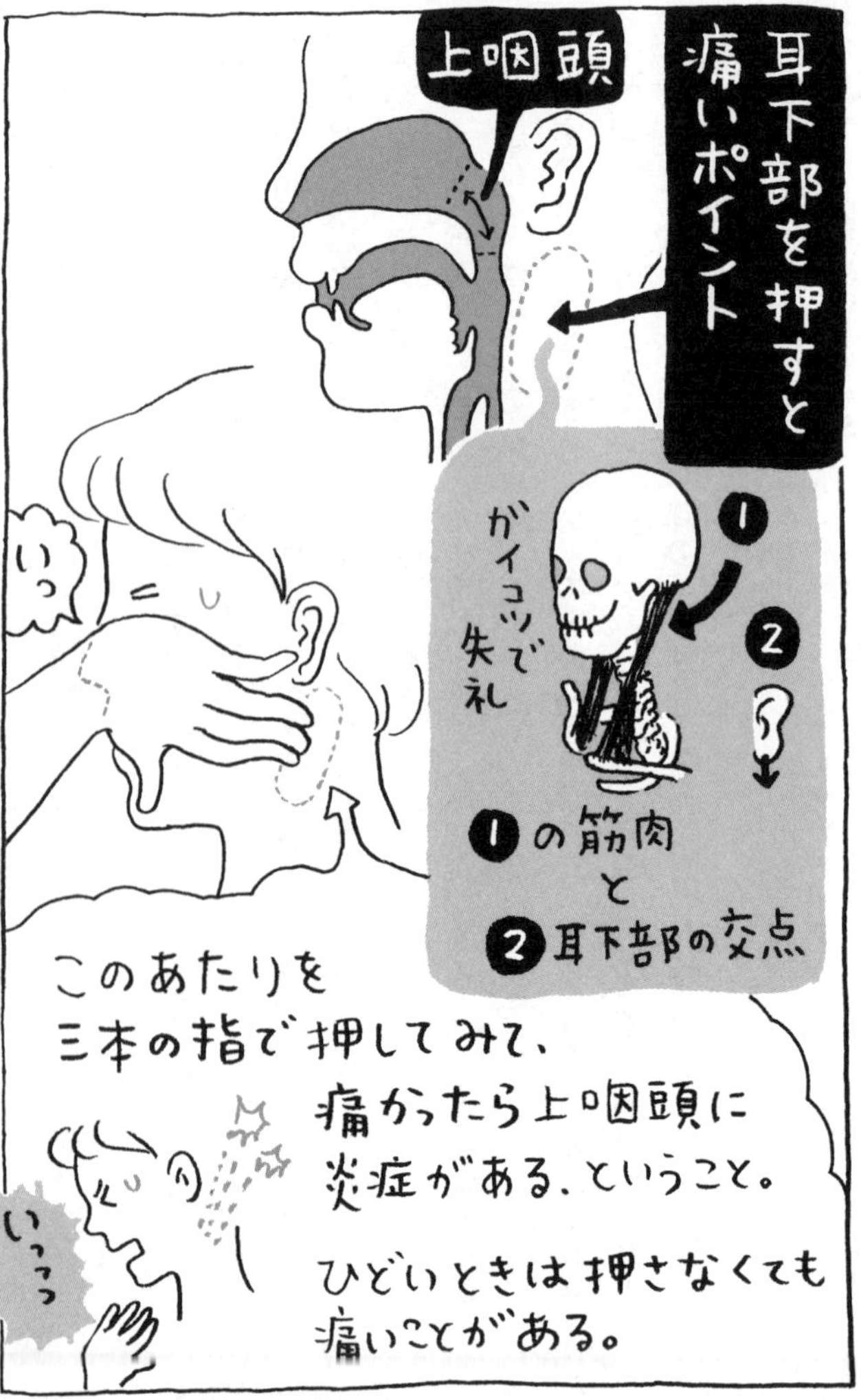

耳下部を押すと痛いポイント
上咽頭
ガイコツで失礼
1
2
1の筋肉と2耳下部の交点
いっ
このあたりを三本の指で押してみて、
痛かったら上咽頭に炎症がある、ということ。
ひどいときは押さなくても痛いことがある。
いっつっ

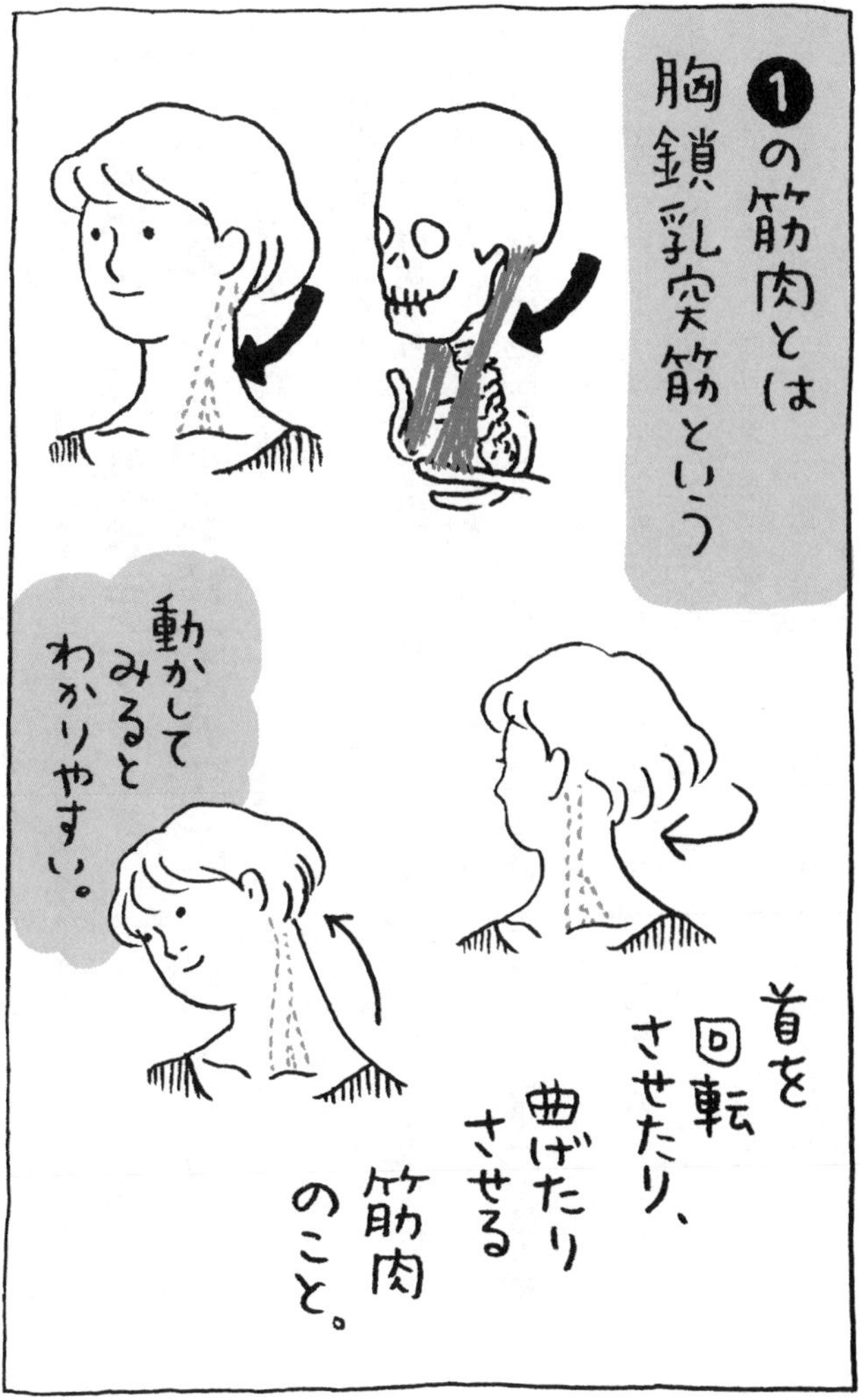
❶の筋肉とは
胸鎖乳突筋という
動かしてみるとわかりやすい。
首を回転させたり、曲げたりさせる筋肉のこと。

痛いけど、効きます！「上咽頭擦過療法（EAT）」

慢性上咽頭炎の有無を診断できたら、次は治療です。

堀口氏の時代から、慢性上咽頭炎の標準的な治療は、収斂剤《しゅうれんざい》である塩化亜鉛の1％溶液を直接上咽頭に塗布し、炎症を焼くことでした。

現在、積極的に慢性上咽頭炎の治療を行っている杉田先生も、塩化亜鉛の1％溶液を用いていらっしゃいます。

杉田先生の治療法は、1％の塩化亜鉛をしみこませた綿棒を約1分、鼻に差し入れて、薬液がしみこむのを待ちます。

炎症の度合いによりますが、慢性上咽頭炎が存在する場合、綿棒を抜くと血液が付着しています。その後、咽頭捲綿子《いんとうけんめんし》に1％の塩化亜鉛溶液をひたして、口から上咽頭に塗布します。この治療を1週間に1回行い、最初の短期間だけ少量のステロイド剤を併用しているそうです。

私は臆病な内科医で、自分が行った医療行為により、患者さんが痛がったり出血したりすることには抵抗感があるので、通常の半分の濃度の0・5%塩化亜鉛溶液を使っています。

それでも患者さんの炎症が強い場合は、かなりの痛みを伴います。また、治療効果も1%と比べて遜色ないようです。

杉田先生も、「この治療の欠点は、痛みを伴うことです。けれど、確実に効果があることも事実です。〈もう二度とこの治療をしないでくれ!〉と、すごい剣幕で怒って帰った患者さんが、1週間後、〈ウソみたいに症状が軽くなった。もっと早くこの治療をすれば良かった〉というほどです。良さがわかれば、その痛みは我慢できるんですね」とおっしゃっています。

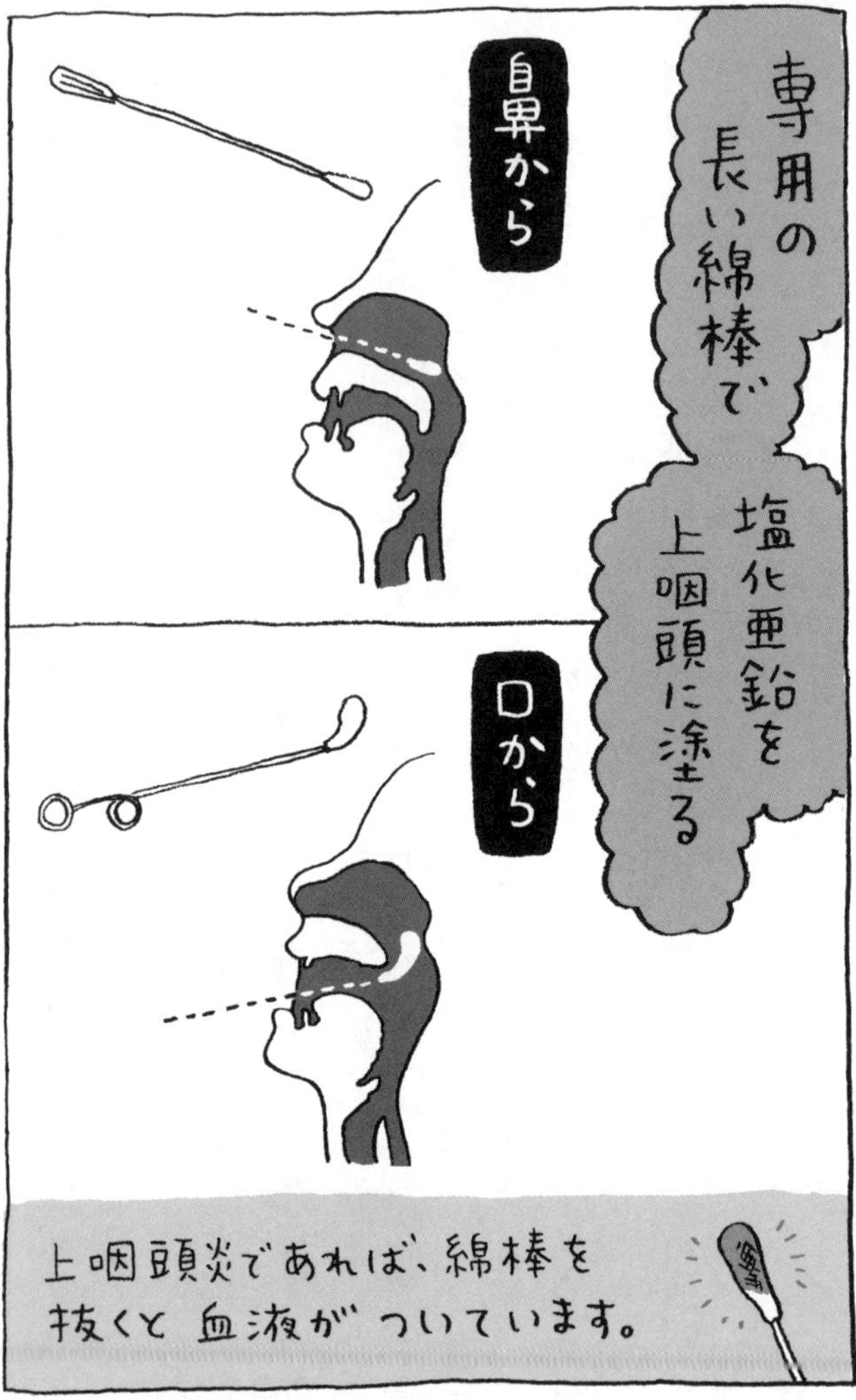
専用の長い綿棒で
塩化亜鉛を上咽頭に塗る
鼻から
口から
上咽頭炎であれば、綿棒を抜くと血液がついています。

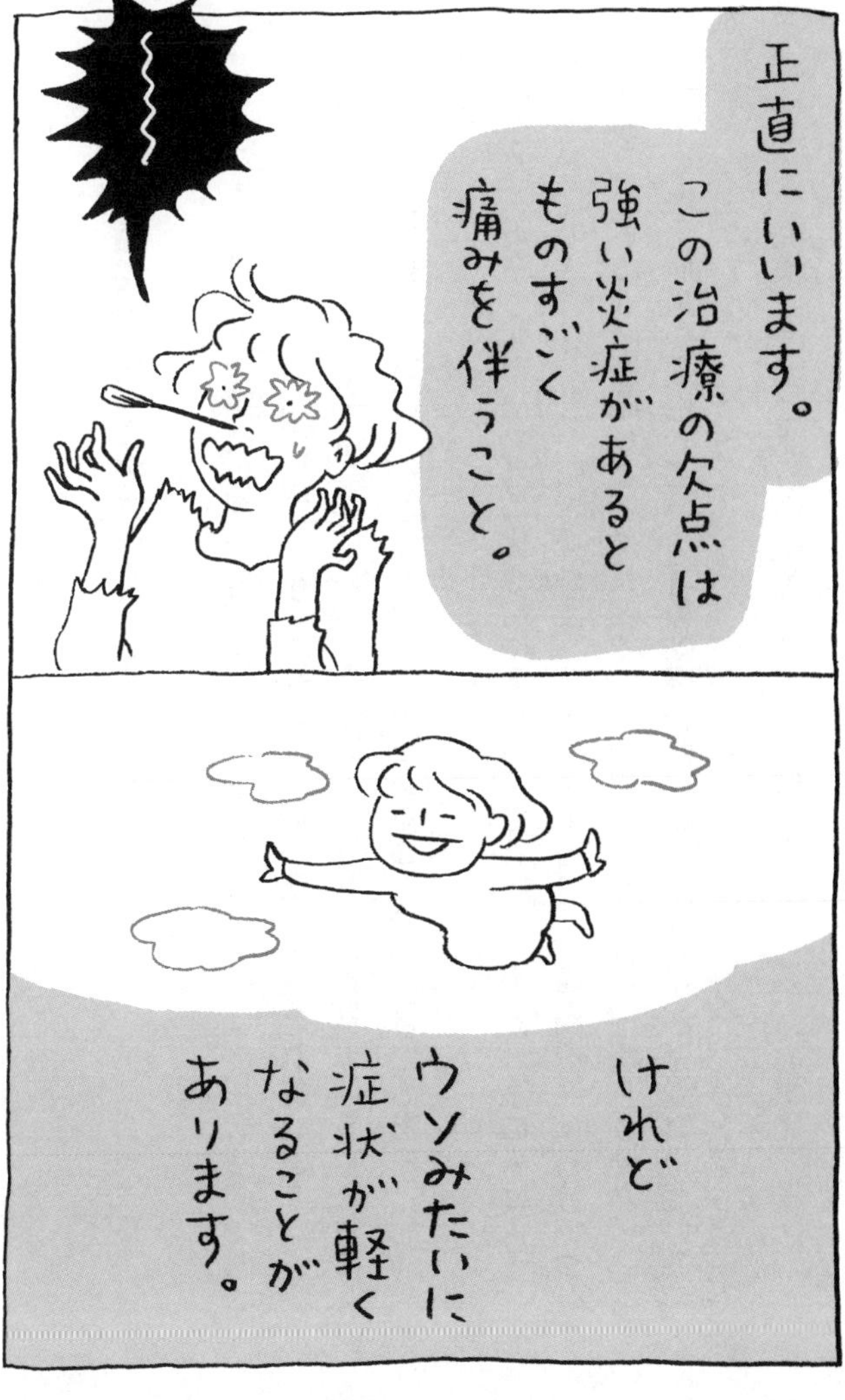

正直にいいます。
この治療の欠点は
強い炎症があると
ものすごく
痛みを伴うこと。
けれど
ウソみたいに
症状が軽く
なることが
あります。

「塩化亜鉛」はどこで手に入る？

では、この慢性上咽頭炎に劇的に効く塩化亜鉛はどこに行けば手に入るのでしょうか。塩化亜鉛は、「副作用が一切ない薬品」（堀口氏）と言われています。鼻腔や上咽頭への塩化亜鉛塗布が、現在に至るまで、60年以上にもわたって細々とはいえ続いていることが、安全な治療であることの裏づけでもあると思います。

しかし、現在の薬事法では塩化亜鉛は劇物指定されていて、ふつうの人は入手することはできませんし、医者でさえ、0・5～1％の塩化亜鉛溶液は自分でつくるか、わざわざ調剤薬局などに頼んでつくってもらわなければなりません。加えて塩化亜鉛を常備している耳鼻咽喉科が、いまではたいへん少ないという現実があります。

つまり、現状では塩化亜鉛治療を受けることは、簡単ではないのです。

耳鼻科医である杉田先生も以前は「上咽頭に塩化亜鉛を塗ることの効果を、ほとんどの耳鼻科医は知りません」と指摘しておられました。

とくに、風邪の症状である急性上咽頭炎にはこの治療はたいへん効果があることは、私も自分で経験済みです。この本の出版を契機に、多くの耳鼻咽喉科でこの治療を受けられるようになることを私は祈念しています。

巻末（203ページ）に、上咽頭炎の塩化亜鉛治療を行っている医療機関一覧のQRコードを掲載しましたので、参考にしてください。

慢性上咽頭炎はどのくらいで治る？

これまで何度もお話ししてきましたが、上咽頭というのはつねに炎症が起こっている部位です。この炎症は、われわれ人間が空気を吸って生きているという体の仕組みから考えても、避けられないものです。

その炎症が、生理的炎症、つまり健康であるのか、病的炎症、つまり病気であるのか、それが問題なのです。

ただし、上咽頭の炎症が病的炎症なのか、生理的炎症なのかを判別することは、多くの場合、実際には困難です。たとえば上咽頭を擦過した綿棒に血液が付着すれば病的炎症といえますが、血液が付着しなくても痛みだけがある場合、はたして病的炎症なのか生理的炎症なのかの判断はたいへん難しいからです。

したがって慢性上咽頭炎の治療は、**片頭痛やめまい、吐き気、咳、痰などの自覚症状が完全になくなったときが、治療の終了**といえます。

また、腎臓病、関節炎、皮膚疾患などの病巣感染による二次疾患の原病巣として慢性上咽頭炎を治療する場合は、こうした疾患の病状が治療目標に達したときが、治療終了の目安となります。

治療目標とは、腎臓病であれば血尿が消えたとき、関節炎なら関節の炎症が治まり炎症マーカー（ＣＲＰ）が陰性になったとき、アトピーなどの皮膚疾患なら皮膚の症状が軽快したときなどです。

ただし慢性上咽頭炎の治療を続けて慢性上咽頭炎そのものは改善したのに、二次疾患の症状が消えなかったり、よくならなかったりしたら、その疾患の原因は慢性上咽頭炎にあるのではなく、**ほかの部位に病巣感染の原病巣が存在する**という可能性があります。

したがって慢性上咽頭炎の治療を3カ月続けても、二次疾患に関連する症状に改善が認められない場合は、原則として治療を終了します。

また、慢性上咽頭炎は治療によっていったん症状が改善しても、上咽頭が空気の通り道である限り、症状が再発する可能性はつねにあります。

摘出することで病巣がなくなって再発しない扁桃の病巣感染とは違って、二次疾患の原病巣が慢性上咽頭炎にある場合、どうしてもこの再発という問題は避けて通れません。

現在のところ慢性上咽頭炎が再発したとき、どの程度の割合で二次疾患も再発するのかというデータがないため、それについては述べられませんが、今後は科学的根拠となるデータの蓄積が必要になるでしょう。

ただ、いまの段階でできることは、せっかく治療してよくなった慢性上咽頭炎を、再び悪化させないようにする工夫です。次章では、慢性上咽頭炎を悪化させないためのさまざまな予防策について紹介します。

第5章

名医が教える「上咽頭を鍛える」新習慣

――〝鼻うがい〟は超気持ちいい！免疫力もUP！

慢性上咽頭炎を予防&改善！気楽にできるセルフケア

これから**慢性上咽頭炎を予防するための、さまざまな方法**を紹介していきます。新しい生活習慣として取り入れていただければ、きっと健康で、快適な生活を送ることができるようになると思います。

これまで述べてきたように、塩化亜鉛の溶液を上咽頭や鼻腔に塗るという方法は、確かに効果的ですが、患者さんにとっては、痛いし、苦しい治療です。また塩化亜鉛は劇物で一般に手に入れることが不可能な薬品で、加えて、塩化亜鉛を塗布する治療を行っている耳鼻咽喉科は全国でも数えるほどしかありません。このような現状から、私は患者さんが自分でできる、安全でやさしい治療法を模索してみました。

【鼻うがい】鼻の奥まで丸洗い!「のどのうがい」より効果的!?

簡単で効果のある方法は、本書のもう一つのテーマである生理食塩水を使った「鼻うがい」です。

ここで私がいう「鼻うがい」は二つあります。**上咽頭をピンポイントで洗う「上咽頭洗浄」と鼻の奥まで丸洗いする「鼻うがい」**です。一般的には、後者のほうがよく知られています。

上咽頭洗浄については、次の項目で紹介しますので、まずは鼻の奥まで丸洗いする「鼻うがい」について説明しましょう。

日本では昔から風邪の予防に鼻うがいをしている人がいましたが、私は**「の**

ど」のうがいよりも数段の効き目があると思います。

なぜなら、私たちが習慣にしている「のど」のうがいは、表面が繊毛上皮ではなく扁平上皮で覆われている中咽頭を洗浄、消毒しているにすぎないからです。

つまり、ほこりや病原菌が付着しやすいのは上咽頭であって中咽頭ではありませんから、**上咽頭に付着したウイルスや病原微生物を洗い流すためには、鼻うがいのほうが効果的**なのです。

京都大学保健管理センター所長をされていた川村孝教授の研究では、「水うがいで風邪の発症を4割程度減少させたが、ヨード液のうがいでは風邪の発症は低下しなかった」(Am J Prev Med 29:302-307,2005) と報告しています。川村教授の結論は、ヨード液より水うがいのほうがいい、ということでしたが、別の見方をすれば、「のど」うがいそのものにたいした効果がないという解釈もできます。

実際、日本以外のアメリカ、イギリス、カナダ、韓国などでは風邪の予防のためにのどうがいをするという習慣はないようです。

鼻うがいは、コツをつかめば比較的簡単にできるようになりますので、ぜひとも習慣にしていただきたいものです。

先日、ハワイに留学していた知人から、ハワイでは昔から、風邪のひき始めには海に入って、鼻から海水を入れて口から出す、鼻洗浄の習慣があるということを聞きました。これはまさに塩水を使った鼻うがいです。

心配無用！　鼻うがいは痛くない！

鼻うがいで使用する「生理食塩水」とは、**0・9％の濃度の食塩水**で、水と食塩の割合を1000：9にして作ります。水1ℓなら9gの食塩、水500㎖なら4・5g（小さじ1〈5g〉から、耳かき1さじ分ほど減らした量）の食塩を入れます。

水は飲用可能な水であれば問題ありませんが、煮沸したものを使用することが理想的です。

1回の鼻洗浄に用いる生理食塩水の量は100~250ccです。鼻うがい専用のキットを使うと手軽に習慣づけられます。

やり方は、できるだけ前かがみになり、片方の鼻から生理食塩水を入れ、もう片方の鼻から出す。これを左右の鼻で行います。これを2回繰り返します。

生理食塩水を鼻に流し込むとき、「エー」と声を出しながら行うとスムーズに鼻うがいができます。

鼻から入れた生理食塩水は、口から出してもかまいません。

朝の洗顔や、夜の入浴のときなど、決まった時間に行い、毎日の習慣にするように心がけると良いでしょう。

ただし、鼻洗浄直後は鼻を強くかまないようにしてください。稀に中耳炎などになることもあります。

おすすめ

手軽で使いやすい 市販の「鼻うがい器具」

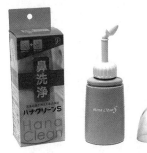

①ハナクリーンS

(1回 150mℓ)(温度計付き洗浄ボトル + 洗浄剤サーレS10 包付)

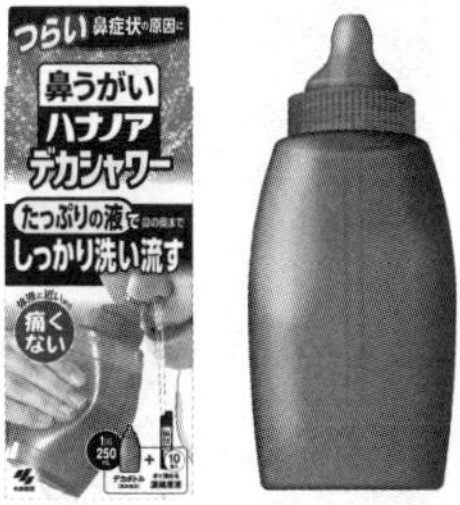

②ハナノアデカシャワー

(1回 250mℓ)

(洗浄器具+専用原液10包)

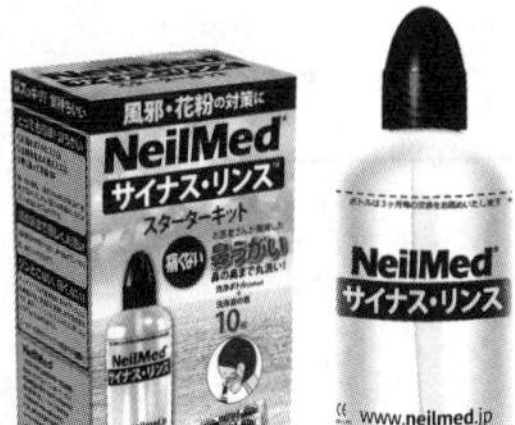

③サイナス・リンス

(1回 240mℓ)

(洗浄ボトル+生理食塩水の素10包)

【上咽頭洗浄】ピンポイントで洗い流す！

「上咽頭洗浄」（鼻洗浄）は、**上咽頭に付着した病原微生物をピンポイントで生理食塩水を使って洗い流す方法**です。**上咽頭を直接鍛える最も効果的な方法**です。

上咽頭洗浄の方法は、鼻洗浄器具やスポイトなどを用います。鼻洗浄器具を用いる場合は鼻から入れて「エー」と声を出しながら口から出します。

スポイトを使って鼻から入れた生理食塩水がのどの奥にたれてくるぐらいの量（2～4cc）の生理食塩水を鼻に入れる方法が、簡単で違和感もなく、おすすめできる方法です。その際、頭を60度くらい後ろに下げてやることがポイントです（左イラスト）。口から出すのは難しいので飲んでもかまいません。

注意する点は、鼻洗浄後、強く鼻をかまないことです。

上咽頭洗浄

❶ 頭を大きく後ろに傾けます。

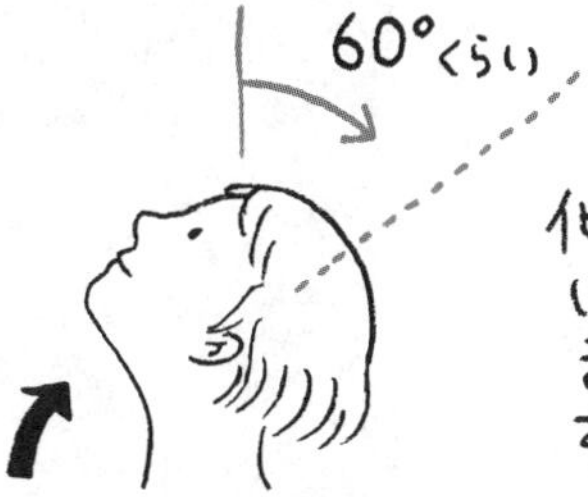

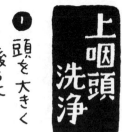

❷ 生理食塩水を鼻から入れます。

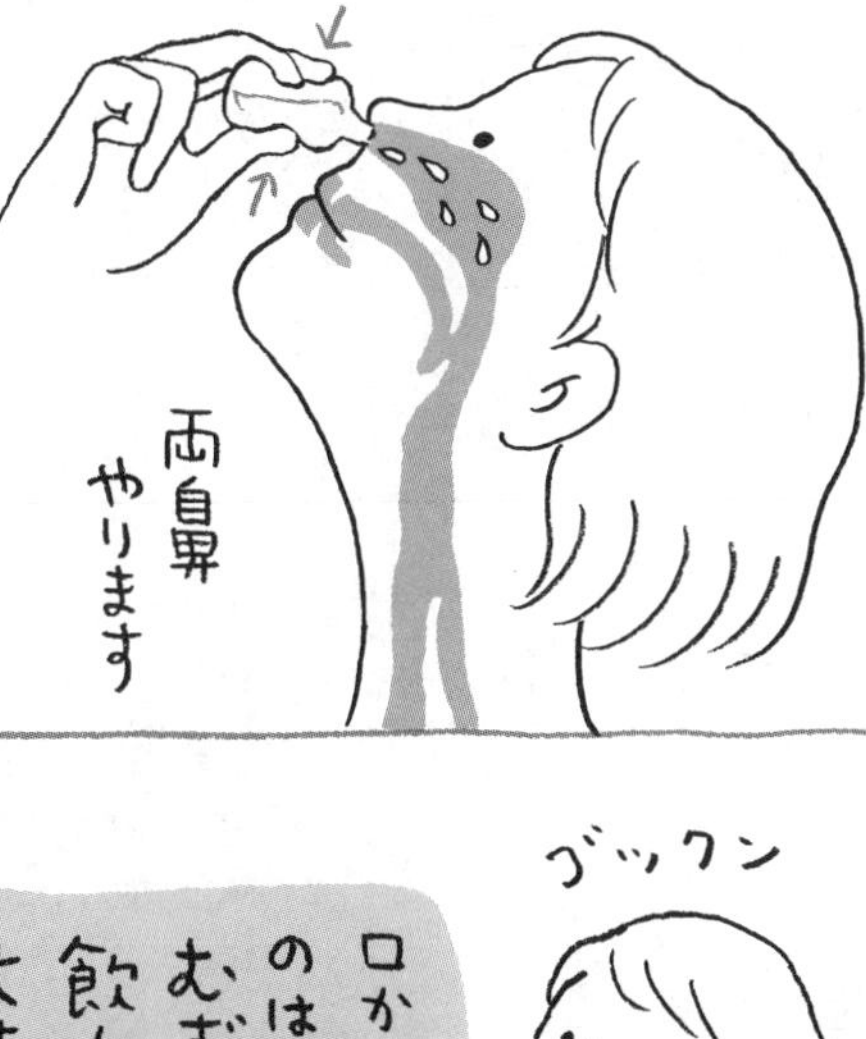

両鼻やります

❸ 口の方にシューッと流れてきます。

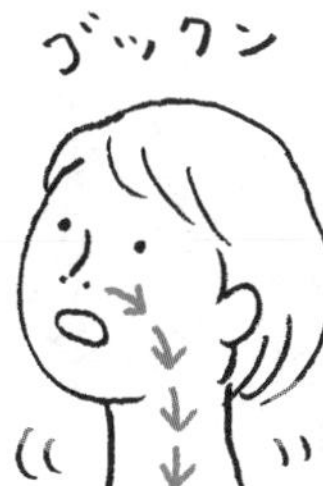

口から吐きだすのはかえってむずかしいので、飲んでしまっても大丈夫です。

上咽頭洗浄

必要なもの

Ⓐ小さめのプラスチックボトル

キュッて押せば水が出せるやわらかタイプを選んで下さい。

カタイのは✕

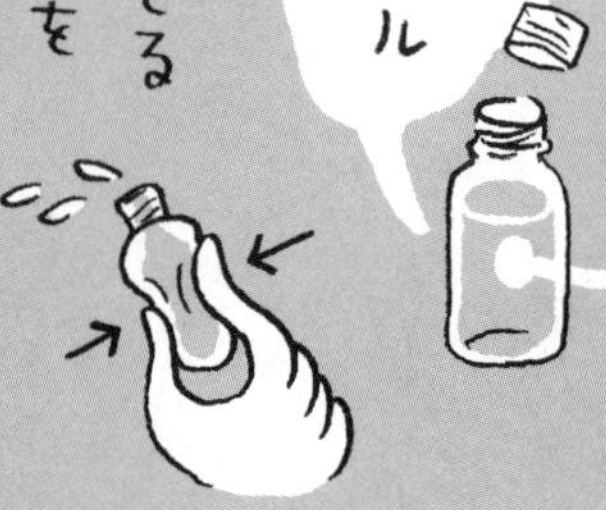

Ⓑ生理食塩水

量はお好みでⒶに入れます。

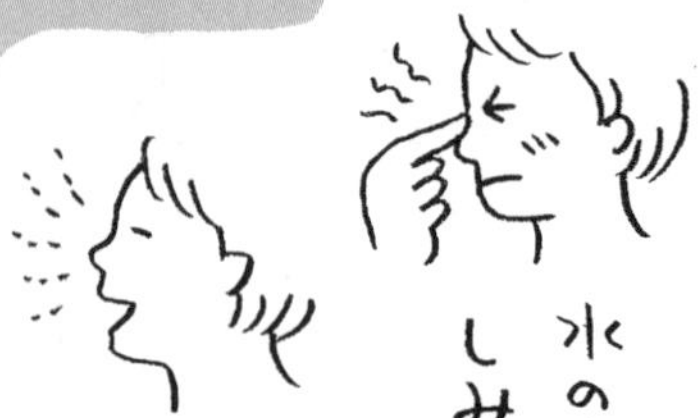

水のままだとしみますが

体液と同じ濃度なのでしみません。

抗菌性の高い市販の洗浄液も活用しよう！

生理食塩水での上咽頭洗浄よりもっと効果を高めたい場合は、抗菌性の高い洗浄液を活用する方法もあります。三つほどご紹介しましょう。

①梅エキスを使用！「ミサトール　リノローション」

一つめが、梅エキスを使った上咽頭洗浄液です。

梅エキスには次の三つの作用があります。

（ア）　抗ウイルス効果

梅エキスが人の細胞へのインフルエンザウイルス感染を阻止することが報告されています（Yingsakmongkon S 2008）。

（イ）　炎症性サイトカイン抑制作用

炎症反応を促す「炎症性サイトカイン」というタンパク質の働きを抑えることで、炎症を治めます。

（ウ）「好中球」の細胞死誘導作用

「好中球」が活性化したままで炎症が続いていることがあります。この好中球の〝細胞死〟を誘導することで炎症を抑える作用があります。

この商品は、専用の梅エキスの洗浄液をあおむけの状態で鼻から垂らし、5分程度待ちます。その後、液は飲み込んでもかまいません。これを朝、晩の1日2回行います。

風邪のひき始めや炎症がひどい場合には少ししみますが、ＥＡＴほどの痛みはなく、続けることで徐々に炎症が沈静化していき、次第にしみなくなってきます。

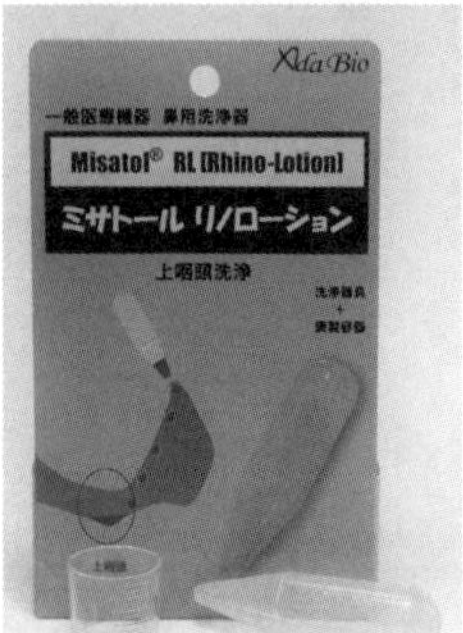

②イオウの力で粘膜をバリアー「MSMプレフィア」

MSMプレフィアは、粘膜のバリアーを強化して、アレルゲンを入りこみにくい状況をつくり、さらに抗炎症作用によって、アレルギーを軽減する作用があるMSM（メチルサルフォニルメタン）を含有する上咽頭洗浄液です。

MSMとは、必須ミネラルの一つであるイオウ成分を34％含んでおり、健康的な体を維持するために欠かせない成分です。

MSMプレフィアには、「塩化ナトリウム」が含まれており、浸透圧が刺激のない濃度に調整されていますので、薄めずそのまま点鼻容器に移し替えて使います。

点鼻容器（30㎖）は、コンパクトサイズでやわらかく、負担なく上咽頭洗浄ができます。ポーチ

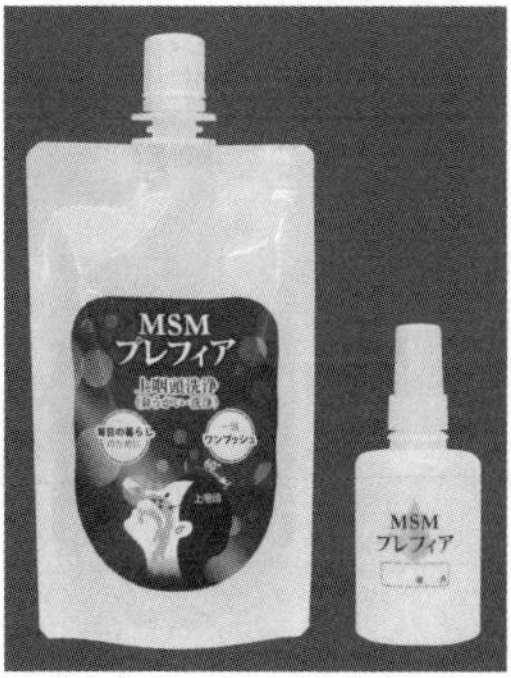

やポケットに入り持ち運びに便利で、外出先でも、不快を感じたそのときにケアが手軽にできます。

　生理食塩水での上咽頭洗浄用の点鼻容器にも使えます。

③オゾンの殺菌効果「ナノデンタルα」

「ナノデンタルα」は、医療機関でも使われているオゾンの殺菌能力をナノバブルという技術で長期安定化した殺菌水です。

　原材料は「塩化ナトリウム」と「水」のみというシンプルな成分で細胞に対する毒性がたいへん少ない一方で、オゾンによる確かな殺菌能力を持っています。

　主に歯科分野で口腔内洗浄等に活用されている水ですが、鼻うがいや上咽頭洗浄液として使用す

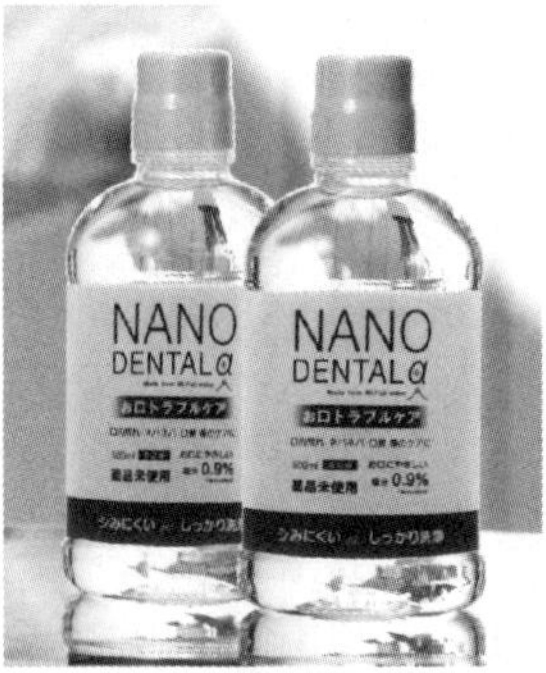

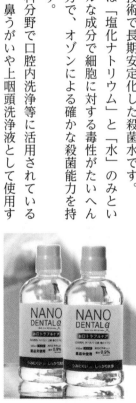

ることで物理的に洗い流すだけでなくしっかりと殺菌もしてくれる点で優れています。

成分である塩化ナトリウムの濃度も生理食塩水と同等となっているので、そのまま使用しても刺激を感じることがなく使いやすいです。また、専用の洗浄容器に移し替えれば持ち運びもできるので、鼻腔内や上咽頭の殺菌洗浄がいつでも気軽にできます。

何はともあれ【禁煙する】

喫煙の害については、いまさら繰り返す必要がないと思いますが、私の印象では、**喫煙者のほとんどの方がひどい慢性上咽頭炎を患っています。**

喫煙が有害であることには異論がないと思いますが、タバコの煙には4000種類以上の化学物質が含まれていて、タバコを吸うことで、その煙が口腔内に充満し、上咽頭粘膜に刺激を与えるのです。その結果、刺激を受けた繊毛上皮細胞が反応し、リンパ球を刺激し、慢性上咽頭炎の病的炎症が悪化します。

実際に患者さんを治療した経験からも、愛煙家の慢性上咽頭炎は治りにくいことがわかっています。

とくに病巣感染と深い関係があることで知られる掌蹠膿疱症《しょうせきのうほうしょう》の患者さんの8割

が喫煙者といわれています。ＩｇＡ腎症の患者さんでも、扁摘パルスを行っても血尿が消えない人には喫煙者が多いですし、タバコがやめられない人は慢性上咽頭炎も治りません。

このほか、喫煙が発症率を上げることが確認されている病気には、下肢の血管がつまるバージャー病、歯周病、原因不明の特発性間質性肺炎、肺気腫、動脈硬化、心筋梗塞、糖尿病性腎症、慢性腎炎、肺がんなどがあります。

なぜ、血管の病気など、タバコの煙が直接的に悪さをするとは考えられない呼吸器系以外の病気も生じやすくなるのか、いろいろ原因はいわれていますが、本当のところはまだはっきりとは解明されていません。

こうした疾患の中には、慢性上咽頭炎が関与しているものが少なからずあると私は考えています。

以上のことからも、健康になりたいなら、まずは禁煙を心がけてみてください。

できるだけ【きれいな空気を吸う】

上咽頭に炎症を起こさせないためには、**できるだけきれいな空気を吸う**ようにすることが大切です。

かつて高度成長時代には「川崎ぜんそく」「四日市ぜんそく」など、大気汚染による公害が喘息の原因になった時代もありましたが、汚染された空気を吸っていると上咽頭の炎症は悪化します。

実際、2001年9月にアメリカで起きた同時多発テロ事件のあと、ニューヨーク・マンハッタン島南部では喘息の患者が急増しました。過去にも、1991年の湾岸戦争ではクウェートで600カ所以上の油井が炎上、1カ月後その地域では喘息などの呼吸器疾患の患者が急増しました。また、1995年1月の阪神・淡路大震災のあとには、一時的に同地域で、全身の血管が炎症を起こす全身性血管炎の患者が増加しました。

空気中に大量のほこりが舞ったり、燃焼排ガスが発生したりといった大気汚染がアレルギー疾患に深く関係することは、すでによくわかっています。であるならば、大気汚染が上咽頭炎を悪化させることも容易に想定できると思います。

また、大気汚染ばかりでなく、室内のほこり、ダニ、花粉などもアレルギー性鼻炎やアトピー性皮膚炎、喘息などのアレルギー疾患をひきおこします。

先述のとおり、慢性上咽頭炎が悪化するとアレルギーを生じる反応が過敏になります。したがって慢性上咽頭炎を悪化させないためには、空気の悪い場所には近寄らない、掃除の回数を増やしてほこりやダニなど、室内からアレルゲンを減らす、ダニの巣といわれるぬいぐるみを増やさない、布団の掃除も欠かさないなどをふだんから心がけることが大切です。

こうした毎日の小さな積み重ねが慢性上咽頭炎の悪化を防ぎ、結果として健康な生活を手に入れることができるのです。

湯たんぽ、ドライヤー、ホットタオル…【首を温める】

風邪のひき始めに首を温めるとよいことはよく知られています。長ネギを細かく刻み、手ぬぐいで包んで熱湯をかけ、人肌に冷めたら首に巻くというネギの温シップは、昔から行われている民間療法です。

上咽頭炎があると、**耳下部の筋肉が緊張する**ことは先ほどお話ししましたが、首を温めるとこの筋肉の緊張、つまり〝こり〟がほぐれます。そして、首を温めることで、慢性上咽頭炎のさまざまな症状が軽減します。

首を温めることの効果については、『首を温めると体調がよくなる』（松井孝嘉著／2010年アスコム刊）でも詳しく紹介されています。

松井氏によれば首の上半分を冷やすとすぐに風邪の症状が出て、さらに首全体を冷やすと首のこりが生じて、「首こり病」になるとしています。
松井氏の言う「首こり病」とは、

①筋緊張性頭痛と一部の片頭痛　②めまい
③自律神経失調症　④パニック発作
⑤新型うつ　⑥頚椎捻挫
⑦更年期障害　⑧慢性疲労症候群
⑨ドライアイ　⑩多汗症
⑪機能性胃腸障害　⑫血圧不安定症

などで、首を温めるとこうした症状が消えるといいます。

首を温めるとさまざまな不快症状が治るという松井氏の主張は、首を温めれば慢性上咽頭炎が軽快して、その結果、さまざまな自覚症状が改善するという見方もできると思います。

首を温める方法としては、**湯たんぽ、ドライヤーで温める、温湿布、ホットタオルなどさまざまな方法がありますので、ご自分に合った方法を利用されるといいでしょう。**

さらに、襟の大きく合いた洋服は着ないようにする、首にスカーフを巻くなど、ふだんから首を冷やさない工夫をする必要があります。

冬場だけでなく、夏場はかえって冷房で冷えを増幅させやすくなりますので、ガーゼマフラーやタオルマフラーなどを常備するようにしましょう。

日本人に多い【口呼吸】をやめる

慢性上咽頭炎を悪化させる大きな要因として、「**口呼吸**」があることも忘れてはなりません。

口呼吸とは、口を閉じて鼻で呼吸をする鼻呼吸ではなく、口を開けて口で呼吸をすることです。

口で呼吸することがなぜ問題なのかというと、口から入る吸気は鼻から入る吸気と異なって、加温と加湿がされないばかりでなく、鼻毛や繊毛による浄化作用も受けずに直接、中咽頭↓下咽頭↓気管へと向かうからです。

そして、その空気の一部はそのまま上咽頭にも入ります。

ミント系の飴をなめるとミントの爽気が鼻に抜けていきますが、これがまさに口腔から入った吸気の一部が上咽頭に抜けているということです。

ふつうに鼻から呼吸をしていても上咽頭はほこりやウイルスなどの影響を受けて炎症を悪化させやすい部位であるのに、**口呼吸によって加温も加湿も浄化も受けていない吸気が上咽頭に入ってくれば、より炎症を悪化させやすい環境をつくり出してしまう**ことになります。

あなたは大丈夫？「口呼吸の人」の特徴

口呼吸が健康によくないということは、最近では一般の人たちにもかなり知られるようになってきましたが、残念ながら医学界では現在でもまったくと言っていいほど重要視されておらず、一部の歯科医師によってのみ、その重要性が議論されています。そのため、現状では医学系の学会が認定するような、しっかりとした診断基準はありません。

ここで一般に指摘されている口呼吸をする人の特徴を紹介します。

①ふだん気がつくと口が半開き状態である。
②下唇が厚くて（たらこ唇）、かさかさ乾燥している。
③下あごが小さく後退していて、歯並びが悪い。
④口を閉じたときに、舌の先が歯の裏についている
（正常では舌の先は上あごにつく）。
⑤口の両側が下がっている（たるみのある表情）。
⑥口を閉じると下あごに梅干しのようなシワができる。
⑦朝起きるとのどがひりひりする。
⑧クチャクチャと音を立てて食事をする。

国際的に見ても日本人は口呼吸をする人の割合が多く、最近さらに増えているといわれています。

「口呼吸」が病気の原因に!?

その原因として、戦後、急速に普及した食の欧米化、とくにファストフードに代表される軟らかいものを好む食習慣が挙げられます。この食習慣の変化により、日本人の咀嚼回数は急激に減少し、その結果、あごや歯列弓《しれつきゅう》が小さく脆弱化してしまいました。

また、一部の育児書により、おしゃぶりを悪とする考え方が広がり、まったくおしゃぶりをしゃぶらせなかったり、早くやめさせたりするようになったことなども、口呼吸をする人が増えた原因ではないかと指摘されています。

加えて、私は日本語のもつ言葉の特徴も関連していると考えていますが、その理由については後述します。

また、IgA腎症の患者さんは口呼吸の習慣をもっている方が圧倒的に多く、誤解を恐れずに言うと、私は「IgA腎症は口呼吸病である」と考えています。

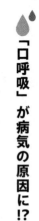

この考えを裏づける一つのエピソードをご紹介しましょう。

以前、長野県で太田歯科医院を開業されている口呼吸に詳しい太田宅哉先生（日本大学松戸歯学部・松本歯科大学講師）が東京・大久保病院の私のＩｇＡ腎症外来に見学に来られました。せっかくの機会なので太田先生には専門的立場から口呼吸という視点で約20人のＩｇＡ腎症患者さんを一緒に診ていただきました。

すると、驚くべきことに1人を除いて、すべての患者が口呼吸の習慣であることが判明しました。しっかりと鼻呼吸をしていると判断された唯一の患者さんは実はＩｇＡ腎症ではなく、ＡＮＣＡ関連血管炎という別の疾患でした。それまでもＩｇＡ腎症の患者さんには口呼吸の方が多いなと、日ごろ診療をしながら感じてはおりましたが、太田先生の診断結果は驚きでした。

ＩｇＡ腎症の発症頻度は国により差異があり、日本を筆頭にアジアで多く、欧米ではフランス、イタリアに多く、概して英語圏には少ないという傾向が見られます。この原因はどこにあるのでしょうか？

外国を旅するとわかりますが確かに英語圏、ドイツ語圏、ロシア語圏の人々は口呼吸の習慣の人が少ないと感じます。

では、口呼吸になりやすい日本人の言葉とはどのような特徴があるのでしょうか？

日本語と比較すると英語にはp、m、v、fといった口唇に力が入る言葉と、〝θ〟(thing, thanks など)〝ð〟(the, then など)といった舌先を歯に挟むような舌先が緊張する言葉が存在します。日本語にも「ぱぴぷぺぽ」や「まみむめも」など少しは口唇に力が入る言葉がありますが、英語のp、mの発音時に入れる力加減には比べようもありません。

舌の位置や口輪筋の運動は口呼吸と密接に関係しますが、発音時にそのような運動の少ない日本語は、口呼吸におちいりやすい言語ということができそうです。

自然に鼻呼吸にシフトする【3つのトレーニング】

さまざまな原因が重なって、現在の日本では口呼吸をする人が増えていると考えられますが、訓練をすれば口呼吸は克服できます。この項では自分で簡単にできる、口呼吸矯正法を紹介しましょう。

とにかく、よく噛もう！

まずは食事の際、よく噛むことを習慣づけましょう。

回数としては、**一口30回以上、噛むこと**を歯科医師は推奨しています。早食いをしないで、よく噛んで食事をするコツは、「一口の塊を、念を入れて十分に噛んで砕いて、口の中で撹拌して、唾液とよく混ぜ、ドロドロになるまで噛んで、噛んで、噛みぬく」ことです。そして、意識的に飲みこもうとはせず、のどが自然に開いて咀嚼された食物が自然に流れこむのを待ちましょう。決して水などで食物を流しこむようなことをしてはいけません。

美容にも効果！「かにゆで体操」

次に口呼吸を直すための体操をご紹介します。

口呼吸の習慣のある人は、口輪筋の閉鎖力（口の周りの筋肉の口唇を閉じる力）の低下と、舌の先の位置が低く、舌根が下後方にあるという特徴があります。こうした問題を治すのに効果のある「かにゆで」（蟹茹《かにゆ》で）体操（左イラスト参照）です。

この体操を一日30回行うようにしましょう。すると口輪筋が柔らかくなり、舌の先の定位置が歯の後ろではなく上あごにつくようになり、舌位置が正常化し、

かっに〜ゆ〜で〜体操

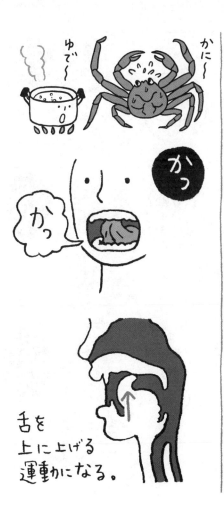

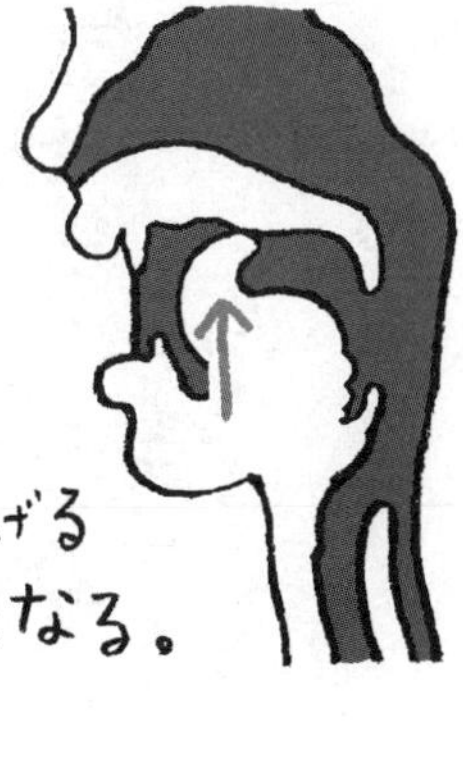

舌を
上に上げる
運動になる。

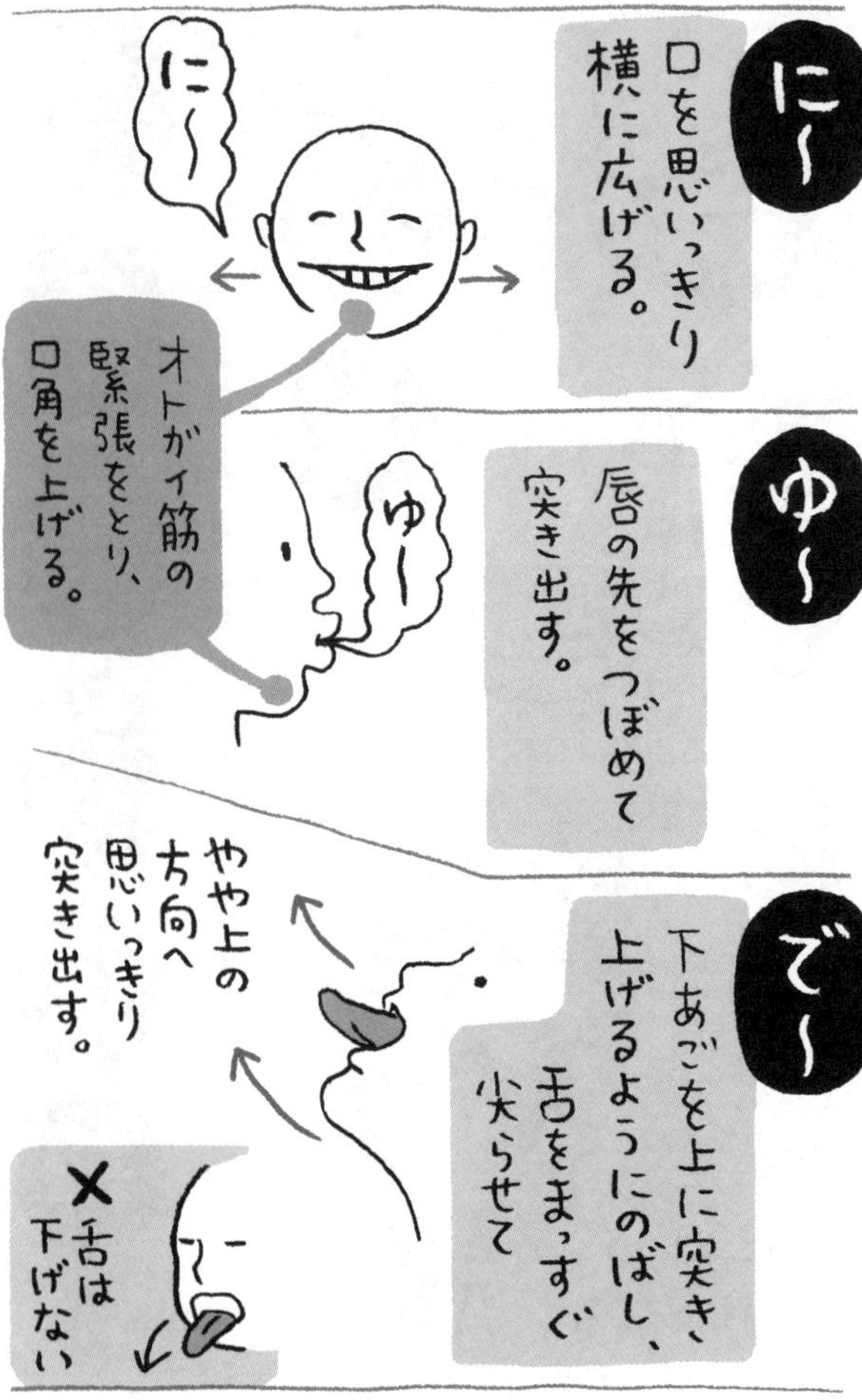
に〜
口を思いっきり横に広げる。
に〜
オトガイ筋の緊張をとり、口角を上げる。
ゆ〜
唇の先をつぼめて突き出す。
ゆ〜
で〜
下あごを上に突き上げるようにのばし、舌をまっすぐ尖らせて
やや上の方向へ思いっきり突き出す。
✕舌は下げない

自然に鼻で呼吸するようになります。また下あごや頬のたるみも改善されるため、美容的にも喜ばれているようです。

この運動を続けていると知らず知らずのうちに鼻の通りが良くなり、口を閉じたときに無意識の状態でも舌の先が歯の裏ではなく、ちゃんと上あごについているようになります。ふだんから舌の先が上あごについているかを確認し、上あごに舌の先がつくように意識することが口呼吸を是正する第一歩です。

寝ているときも口を閉じよう！　口テープのすすめ

もし読者のみなさんが先ほど紹介した口呼吸をしている人の特徴に当てはまらなくても、朝起きたときにのどがひりひりする場合は、寝ているときに口呼吸をしている可能性が高いといえます。そのような人は、口にテープを貼って寝てみてください。朝起きたときにテープがはがれていれば、それは口呼吸をしている証拠となります。

口に貼るテープとしては、皮膚への刺激が少ない市販の紙絆創膏（サージカルテープ）を切って使うと安価です。ただし、サージカルテープはガーゼなどを肌に固定するための商品です。口を閉じるためにつくられたものではないことを理解した上でご使用をお願いします。

口テープ専用製品も数多く市販されています。サージカルテープとして長年実績がある「優肌絆《ゆうきばん》」の口テープ専用製品「優肌絆　口とじテープ」は使用感が優れています。

紹介した口呼吸を治す体操を続けながら、口テープをして寝ていれば、次第に「鼻の通りがよくなった」「のどの調子がよくなった」「風邪をひきにくくなった」といった実感をもつようになるはずです。

「上咽頭はストレスに弱い！」と心に留めておく

上咽頭は**ストレスに弱い部位**です。その証拠に、強いストレスを受けると、とたんに炎症が悪化します。

また反対に、**上咽頭炎があると自律神経のバランスが崩れて、さらにストレスに対して弱くなるという悪循環を起こします。**

これは上咽頭が空気の通り道としてはストレスの中枢である脳の視床下部にもっとも近い場所に位置している（22ページイラストを見てもわかるように、上咽頭と脳下垂体、視床下部は蝶形骨洞を挟んで隣接しています）ことに関係しているかもしれません。

実際、強いストレスを受けて上咽頭炎が急激に悪化したために、体に不調をきたすということはよく起こっています。私の周りで実際に起こった、ストレスが原因で上咽頭炎が悪化した事例を紹介しましょう。

私の友人Iさんは会社からの帰宅途中、車が大破するほどの事故を起こしてしまいました。エアバッグが作動して幸いIさんは軽症で済んだのですが、事故から数日後、突然体に湿疹が出始めました。抗アレルギー剤を服用すると多少症状は軽くなるのですが、完全に消えることはなく、慢性化していきました。また、事故後、私は、Iさんが以前より咳き込むようになったことに気がつきました。そこでIさんを説得して上咽頭に塩化亜鉛を塗布してみると、綿棒にはべったりと血液が付着し、Iさんは悲鳴をあげるほどの痛みを感じました。つまり上咽頭にひどい炎症があったのです。

そこでIさんは、週2回の上咽頭擦過療法と1日2回、朝晩の鼻洗浄を続けることにしました。治療を続けるうちに、Iさんの塗布時の痛みはどんどんなくなり、綿棒にも血液がつかなくなったのです。およそ3週間治療を継続しましたが、湿疹は完全に消え、抗アレルギー剤の服用も中止することができました。

これは、Iさんを突然襲ったストレスが上咽頭炎を悪化させ、その結果、上咽頭炎が病巣炎症の原病巣となり二次疾患である慢性湿疹を発症させた典型的な事例です。

ここまでひどくはなくても、読者のみなさんの中にも強いストレスが加わったときに、咳が出やすくなったという経験をおもちの方は少なくないと思います。咳が出やすくなるのも、上咽頭炎の悪化のサインの一つです。

肉体疲労も大きなストレスです

現代社会を生きている私たちは、ストレスを避けて生きていくことはたいへん難しいことですが、ストレスが強すぎるな、と感じたときにはクヨクヨ悩まず、とにかく寝ることです。

そして、寝る前には必ず鼻うがいをし、首を温めましょう。

そうすれば、ストレスによる上咽頭炎の悪化を食い止めることができるはずです。

ちなみに、**上咽頭炎は精神的ストレスだけでなく、肉体疲労でも悪化します。**

ある年の夏は全国で熱中症による死亡者が相次ぐほどの記録的猛暑となりましたが、ある猛暑日、友人のクリニックを手伝いに行ったところ、暑さによると見られる食欲不振、上腹部不快感、吐き気、下痢、頭痛を訴える患者さんが5人来院しました。そのうち2人の患者さんは軽い発熱もあり、患者さんはみなさん、「暑さにやられた……」とげっそりとした表情で私の前に座っていました。

ふつうは急性胃腸炎と診断して胃腸薬の投与で済ませてしまうところでしたが、頭痛を訴える患者さんもいたので、もしやと思い、上咽頭の塩化亜鉛塗布を行いました。すると、すべての患者さんに激しい上咽頭炎を認めたのです。脱水症状のある患者さんには補液（輸液）も行い、体調が元に戻るのには数日を要しましたが、すべての患者さんの消化器症状が1回の上咽頭擦過療法のあとに明らかに改善しました。まさに上咽頭は健康度を測るリトマス試験紙なのです。

上咽頭炎の悪化を予防する「食べ物」

慢性上咽頭炎を悪化させないためには、免疫力を落とさないようにすることが不可欠です。

食事と免疫力には深い関係があります。前述した堀口氏（東京医科歯科大学初代耳鼻咽喉科教授）と同時代に、やはり慢性上咽頭炎の研究で活躍された山崎春三氏（大阪医科薬科大学初代耳鼻咽喉科教授）が1960年代初頭に、動物性タンパク質、脂肪の過剰摂取と野菜不足が慢性上咽頭炎を悪化させる原因であるとすでに言及しています。

こうした偏った食事は免疫力を低下させるというのです。山崎氏は論文の中で、食パンやケーキなど、西洋食を常食とする人は鼻咽頭症候（慢性上咽頭炎）になりやすく、食事が肉類、油っぽいものに偏ってはいけないと警告しています。

つまり、身体を酸性化させずにアルカリ性化させる食品を摂取することが、免疫力を高めるためには重要であるということです。

以下に積極的に摂取したほうがいい食品、控えたほうがいい食品を列記します。

積極的に摂取したほうがいい食品

・昆布、ワカメなどの海藻類
・ニンニク、大豆、長ねぎ、玉ねぎ、にら、しょうが、白菜、にんじん、ブロッコリー、大根、キャベツ、トマトなどの野菜
・イチゴ、柿、バナナ、みかん、グレープフルーツ、リンゴ（**ただし、皮をむいたらすぐに食べる**）などの果実
・アジ、サバ、イワシなどの青背魚

控えたほうがいい食品

・肉類、乳製品の摂取は控えめにする
・加工食品、砂糖、甘いお菓子

大切なことは、偏食をせず、野菜を中心に、いろいろな食品をまんべんなく食べることです。

第6章

教えて、先生！「慢性上咽頭炎」何でもQ＆A

Q1

スギ、ヒノキ、カモガヤ、ブタクサ……など
いろいろな花粉アレルギーをもっています。
年々症状がひどくなり、
いままでは一年中、抗アレルギー剤を飲んでいます。
薬を飲みながら上咽頭炎の治療をしても大丈夫ですか。

A

上咽頭炎の治療と薬を併用しても問題ありません。

上咽頭擦過療法（ＥＡＴ）も、そのほかこの本で紹介した溶剤による鼻洗浄でも、**上咽頭炎の治療をしながら抗アレルギー剤を服用しても、なんら問題はありません。**

実際、上咽頭炎の治療を行うことで、抗アレルギー剤を減らせる例は少なくありません。中止できる例もあります。

Q2 ４歳の子どもの喘息がひどくて困っています。子どもに上咽頭炎の治療をしてもいいですか。

A 子どもにも上咽頭炎の治療は可能です。

この本でも何度もお話ししてきましたが、上咽頭炎の治療をすることで、喘息が起こりにくくなることはしばしば報告されていますから、試してみる価値はあるでしょう。しかし、上咽頭に強い炎症があると、塩化亜鉛の局所治療は痛くてつらいものであるので、４歳の子どもに上咽頭擦過療法を続けることは容易ではありません。簡単に行える治療としては、**「上咽頭洗浄」がおすすめ**です。子どもが比較的嫌がらずに続けやすいという点からも良いと思います。

また、このようなお子さんはたいてい口呼吸の習慣をもっています。口呼吸を鼻呼吸に変えるだけでも喘息に好影響を与えます。それには、**鼻呼吸の習慣を獲得する口の体操が役立ちます**（１５９ページ参照）。

Q3

2交代制の工場で働いているので、生活が不規則です。数年前から、慢性じんましんや大腸炎に悩まされていますが、薬を飲んでも治りません。上咽頭炎の治療をすれば、生活が不規則でも症状はよくなりますか。

A

治療を続けながら、なるべく規則正しい生活を心がけてください。

上咽頭炎は、不規則な生活やストレスでもひきおこされます。また、上咽頭炎が、治すことが難しい慢性のじんましんや大腸炎の引き金になっている可能性は十分に考えられます。まずは耳鼻咽喉科を受診して、上咽頭炎があるかどうかを調べてみてください。近くに慢性上咽頭炎治療をしてくれる耳鼻咽喉科がない場合は、118ページで紹介した耳の後ろの張りをチェックしてみましょう。

できればしっかりと治療をし、なるべく規則正しい生活を心がけてください。

また、鼻うがいはご自分で簡単にできるので試みる価値があると思います。

Q4 口呼吸かもしれませんが、一人暮らしなので、睡眠中、口を開けて口呼吸で寝ているかどうか、様子がわかりません。寝ている間に口呼吸をしているかどうか、どうすればわかりますか。

A 朝起きたとき、のどがひりひりする人は、口呼吸の可能性が高いです。

試しに、絆創膏を口に垂直に貼って寝てみましょう。朝起きたとき、**絆創膏が口からはがれていたら、睡眠中の口呼吸が疑われます。**口に貼る絆創膏は、1㎝幅の紙絆創膏で大丈夫です。

口呼吸の疑いがある場合は、絆創膏を2本貼るか、幅の広い絆創膏を貼って寝ることを続けてみましょう。徐々に鼻の通りがよくなり、朝まで絆創膏がはがれずに眠ることができるようになります。

また、風邪のひき始めには口テープを貼って寝れば、風邪の悪化を防ぐことができます。睡眠中に口呼吸を続けると、浄化されていない冷たい乾燥した空気が、長時間にわたり直接咽頭に流れ込み、一部は上咽頭に入るため、上咽頭炎を悪化させる原因となります。そうならないためにも、鼻呼吸を習慣づけましょう。

Q5 熱中症予防のため、暑いときは首を冷やしていますが、上咽頭炎にはよくないのでしょうか。

A なるべく首は冷やさないようにしましょう。

上咽頭は冷えに敏感な部位です。首の後ろを冷やすだけで上咽頭炎になります。反対に、首の後ろを温めることは上咽頭炎の改善に有効です。

ですから、熱中症予防のために体を冷やすなら、頭や脇の下を冷やすようにして、首の上部は冷やさないほうが良いでしょう。

Q6 ミサトール リノローションで上咽頭炎の治療を続けていますが、いつまで続ければいいのでしょうか。

A 上咽頭炎治療の終了の時期は、治療目的によって異なります。

上咽頭炎治療の目的が健康維持であれば、ふだんから生理食塩水での鼻うがいを習慣にするだけで十分です。たとえ習慣になっていなくても、風邪のひき始めに上咽頭炎の治療を行うことは、早く風邪を治すためには極めて効果的な方法です。

一方、関節炎、膠原病、腎炎、アトピー、喘息などの二次疾患の治療目的で上咽頭炎治療を行っている場合は、その二次疾患の症状の状態によって治療の終了時期は異なります。また、たとえ二次疾患が寛解（薬を飲まなくてもいい）状態になっていても、再発予防のためにふだんから鼻うがいなどをして慢性上咽頭炎を悪化させないようにすることは、たいへん意義があります。

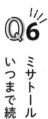

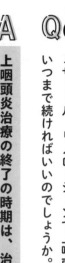

Q7 自宅近くの耳鼻科で慢性上咽頭炎の治療をしてもらいたいのですが、どうすればいいですか。

A この本をもっていって、相談してみてください。

これまで述べてきたように、慢性上咽頭炎の場合、肉眼で判断することはたいへん難しく、よほど診断し慣れていないと正常な場合との判別は不可能です。

通常、慢性上咽頭炎を診断するためには塩化亜鉛を塗布した綿棒で擦過する必要があります。これで綿棒に血液が付着していれば、慢性上咽頭炎であると診断されます。しかし、残念ながら「慢性上咽頭炎」という概念が耳鼻科医の中でも十分に普及しているとは言い難いため、慢性上咽頭炎に詳しい耳鼻科医を選ぶことが必要です。２０３ページに慢性上咽頭炎治療を実施してくれる耳鼻科医院一覧のＱＲコードを掲載しているので、ご参照ください。

Q8

いつも鼻がつまっている感じが消えず、鼻水が咽喉へ落ちてきます。耳鼻科に行きましたが「軽い副鼻腔炎ですね」といわれ、抗生物質を処方されました。薬を飲むといったんよくなりますが、また少しすると症状がぶり返します。

A

上咽頭炎の治療を続ければ、副鼻腔炎にもなりにくくなります。

慢性上咽頭炎があると上咽頭の繊毛の働きが悪くなります。そのため、上咽頭より気道の入り口に近い鼻腔、副鼻腔に炎症が起こりやすくなります。副鼻腔炎を繰り返す人は、まず耳鼻咽喉科で副鼻腔炎の治療をきちんと済ませてから、上咽頭炎の治療を始めましょう。副鼻腔に炎症が残っていると、慢性上咽頭炎が治りにくいといわれています。また、慢性上咽頭炎の治療は、上咽頭の浄化機能を高めるので副鼻腔炎になりにくくなることが期待できます。

Q9 喫煙と飲酒がやめられません。どちらか一つだけならやめられそうですが、どちらをやめるべきですか。

A 禁煙をおすすめします。

タバコは上咽頭にとって天敵です。本気で慢性上咽頭炎やそれに伴う二次疾患を治そうと思うのであれば、禁煙は避けては通れません。

一方、飲酒は適量であれば問題はありません。ただし、キンキンに冷えたビールは咽頭まで冷やすので、おすすめできません。もちろん飲みすぎはダメです。飲みすぎは体にとってはむしろストレスになり、上咽頭炎を悪化させます。

二日酔いで頭が痛いというときは、上咽頭炎が悪化していることが多いようです。これは情けない話ですが自分で確かめました。

補講

古くて新しい概念「病巣感染」

ヒポクラテスの時代から気づかれていた「病巣感染」

これまで述べてきたように、「病巣感染」とは、体のどこかに細菌などに感染した場所（**病巣**）があって、それが原因で感染した場所とは違う、離れた場所に病気が起きることです。

ここでは補講として、「病巣感染」についてさらに詳しく述べていきましょう。

こうした病巣感染の考え方は、古くは医学の父といわれるヒポクラテス（紀元前460年頃～紀元前370年頃）の時代からありました。

ヒポクラテスは迷信や呪術《じゅじゅつ》が幅を利かせていた原始的な医学を、科学としての医学へ発展させた古代ギリシア時代の医師です。「何一つ見逃すな」という彼の厳しい言葉からもわかるように、病気を治そうという目で患者さんを診ること

（医療的観察）を重視するのが彼の考えでした。

100年前に世界を席巻した病巣感染

さて、ヒポクラテスの時代からあった病巣感染という考え方が、実際に世間に広く知れわたったのは20世紀の初頭になってからで、具体的には、扁桃と歯の2つが注目されました。

とくに歯については、1911年に英国の医師W・ハンターが『ランセット』という権威ある医学雑誌に「病気に罹《かか》った歯は、そこから排出される細菌によって遠く離れた部位に二次的に病変（病気）を生じさせる」という口腔敗血症《こうくうはいけつしょう》（Oral Sepsis）説を発表し、「アメリカの歯科医師は不潔な冠やブリッジを製作して、全身的に病気をつくる罪人だ」と激しく糾弾したことがきっかけとなり、欧米で注目されるようになりました。

さらに、1916年には米国の内科医F・ビリングスが動物実験などを通じて病巣感染（Focal Infection）説を提唱し、病巣感染を起こす中心的な部位は扁桃（扁桃病巣感染）と歯（歯性病巣感染）であるとしました。つまり、虫歯や扁桃炎があると、全身、あちらこちらに病気をひきおこす可能性があると考えられたのです。

これらの説は、当初は狂信的な支持を得ました。その結果、虫歯を放っておくと溶連菌《ようれんきん》などの細菌感染によって、心臓病や敗血症などの重篤な病気をひきおこす恐れがあるとされ、どんどん歯が抜かれていったようです。

当時の記録によれば、米国ボストンの、ある大きな教育病院に1920〜1930年の間に入院した患者さんの半数は、病巣感染治療のために歯がすべて抜かれ無歯の状態であったと記されています。

このように一時期、病巣感染という概念は欧米でたいへん大きな注目を集め、活発な議論が交わされました。

しかし、当時は免疫学が未熟で、現在の「病巣に侵入したウイルスや細菌などに刺激されたリンパ球や抗体が血流に乗って体中を移動して、遠く離れた場所で病気を起こす」という考え方はなく、あくまでも「病巣感染の原因となった細菌やその毒素が離れた臓器に到達して、直接病気を起こす」と考えられていました。

この仮説を証明するためにさまざまな実験が行われましたが、当時は、免疫システムもまだ解明されていなかったこともあり、すでに医学界では主流の考え方を覆《くつがえ》すまでには至りませんでした。結局、1940年代から始まった細菌を直接殺す「抗生剤治療」の普及とともに「病巣感染説」は医学の表舞台から姿を消していきました。

このような歴史から、欧米では病巣感染症という概念そのものが医学教育の現場からも半世紀以上にわたり忘れ去られ、今日に至っています。しかし、近ごろではまた、歯周病と流産の関係、歯周病と冠動脈疾患の関係などが指摘されており、病巣感染という考え方が見直され始めた兆しはうかがえます。

一方、日本では、病巣感染論争の終結宣言が出た1951年はまだ戦後の混乱期であったため、医学界で病巣感染説の火がすぐに消えることはありませんでしったのです。とくに扁桃に関心の高い耳鼻科医の間で病巣感染説の考えは引き継がれていたのです。

実際に、1970年代まで、繰り返し扁桃を腫らして熱を出しているような子どもには、盛んに扁桃摘出が行われました。また一部では、扁桃を切れば成績が上がる、身長が伸びるといったようなことまで期待されて、摘出手術が行われていたということもあったようです。

しかし、1970年代になって、扁桃摘出によってポリオ（小児まひ・急性灰白髄炎《きゅうせいかいはくずいえん》）に対する免疫反応（抗体反応性）が低下する（その後の検証で実際には抗体反応性は低下しないことが証明されました）といった批判的な報告が相次ぎました。

加えて、それまでのなんでもかんでも扁桃が原因と考え、摘出していったことに対する反動もあり、1980年代以降、病巣感染の除去を目的とした扁桃摘出は、手のひらに膿《うみ》のような皮膚炎ができる治療困難の掌蹠膿疱症《しょうせきのうほうしょう》以外の病気ではほとんど行われなくなりました。

しかし、2000年代になり睡眠時無呼吸症候群やIgA腎症の扁摘症例の増加などによって、扁桃摘出の手術件数は全国的に再び微増傾向にあります。

慢性上咽頭炎という考え方を広めたい！

これまで述べてきたように、人間の免疫システムの中で重要な働きをしている上咽頭という場所ですが、あまり有名な部位とはいえません。

とくに「慢性上咽頭炎」という考え方については、耳鼻咽喉科の教科書にも載っていませんし、大学の授業にも出てきません。

もちろん現時点では、耳鼻科学会で話題になることもありません。ところが、いまから60年以上前の日本では、東京医科歯科大学耳鼻咽喉科の堀口氏を中心に、盛んに慢性上咽頭炎（鼻咽腔炎）の研究がされていました。

そして堀口氏は、慢性上咽頭炎（鼻咽腔炎）の研究成果を『Bスポットの発見』という一般書にまとめました。しかし私が調べた限りにおいては、国際的に見ても慢性上咽頭炎の研究に関する英語論文はほとんど報告された形跡はありませんので、この考え方は日本で発見され、世界に伝播《でんぱ》することなく、結局は国内においてすら歴史の風雪の中で埋没してしまった考え方のようです。

しかし本質的に重要なものはいったん表舞台から姿を消しても、何かのきっかけがあれば新しい時代に合った進歩した形で再興してくる、そんな運命をもっています。私の役割は、埋もれてしまった慢性上咽頭炎の概念と重要性を、もう一度世の中に出す「掘り起こし屋」でもあると思っています。

最近、医学界の一部には「温故創新《おんこそうしん》」といって、古くて埋もれてしまった重要な知見をもう一度掘り起こしてさらに発展させ、新しい治療法を生み出そうという動きがあります。免疫学の進歩で、60年前にはわからなかった人間の免疫システムが解明されたことにより、上咽頭の重要性も病巣感染という概念の正しさも明らかにすることができるようになりました。そして患者さんたちへの診療経験と予想以上の効果、患者さんたちの喜ぶ声を通して、臨床の現場からも、慢性上咽頭炎の治療の効果を実感することができました。

にもかかわらず、なぜこれほど治療効果の高い治療法が、医療の現場から忘れ去られてしまったのか、次にその原因について触れたいと思います。

私はその理由は三つあると考えています。

「うまみのない治療」

一つ目は診療報酬が低いということです。

医師が行う医療行為の収入は、疾患それぞれの治療や処置につけられた診療報酬点数で決まるということはご存じだと思います。手術などは比較的点数が高いのですが、ちなみに慢性上咽頭炎の処置料は16点（1点＝10円）です。これは風邪をひいたときなどに耳鼻科で受ける吸入と同じ処置料で１６０円です。慢性上咽頭炎の治療に欠かせない塩化亜鉛という薬も安価で、上咽頭炎の治療というのは患者さんの医療費負担がとても安くて済む治療です。

しかし反対に医療を行う側にとってみれば、半ば「患者さんへのボランティア」という気持ちがないと続けられないような、経営的にまったく魅力のない治療なのです。そのためほとんどの耳鼻科医が上咽頭擦過療法にあまり積極的ではないというのは、十分にうなずけることです。

実際に慢性上咽頭炎の治療で耳鼻科に通院している患者さんに聞いてみると、塩化亜鉛を塗布するだけだと支払いは500円程度だといいます。1日に診療できる患者さんの数には限りがあり、病院の収入という点を考えれば、大勢の患者さんに慢性上咽頭炎治療を行っていたら、従業員に満足な給与も支払うことができないという事態にもなりかねません。

治る速さのメリットと痛みのデメリット

二つ目の理由は治療に伴う痛みです。

人間誰しも痛いことや苦しいことは嫌いです。上咽頭擦過療法の治療効果は確かに目を見張るものがあるのですが、第2章で紹介した患者さんたちの例からもわかるように、もし上咽頭に炎症がある場合、処置したときの痛みはかなりのものがあります。これは極端な例ですが、私の患者さんで「お産より痛かった」と言った人もいたほどです。

実は、風邪のひき始めに上咽頭擦過療法をすると劇的な効果が期待できるのですが、この治療をすると塩化亜鉛をしみこませた綿棒には血液がべったりと付着し、同時に患者さんは強い痛みを感じます。

「○○耳鼻科に行くと風邪がすぐに治る」という評判がたてば、その耳鼻科はうれしいでしょう。しかし反対に「風邪をひいて○○耳鼻科に行ったら、すごく痛い治療をされた」という風評が流れてしまったら、開業医にとってはたいへんな痛手となります。

患者さんは「痛みのデメリット」と「治る速さのメリット」を天秤にかけるわけで、とくに痛みというのは人によって感じ方にかなり差が出るものです。開業医としてはそんなギャンブルのようなことはやりにくいでしょう。つまり十分に効果があるとわかっていても、患者さんに苦痛を与える治療は敬遠されるのが実際の医療なのです。このことは上咽頭炎治療だけでなく、慢性上咽頭炎という概念が普及するうえでの大きな障壁になっているのではないかと私は考えています。

効きすぎる治療効果が裏目に⁉

三つ目の理由は、堀口氏らによる鼻咽腔炎治療が、頭痛や自律神経機能の異常だけでなく、糖尿病や膠原病、関節リウマチといったあらゆる難病に効くという論調になったため、かえって医師たちに懐疑心をもたせてしまい、この病気の考え方そのものが広まらなかったのではないかと思います。

医学は「この治療をすれば必ず治る」という必然性の科学ではありません。治るかもしれないけれど、治らない場合もあるという蓋然性《がいぜんせい》（確率）の科学です。

たとえば胃潰瘍とピロリ菌の関係はよく知られていますが、胃潰瘍の患者さんの65～80％の人の胃の中にピロリ菌がいるといわれるものの、しかし実際には、ピロリ菌がいる患者さんの20％以下にしか潰瘍は発症しません。

また効力の高い胃薬と2種類の抗生剤の併用療法でピロリ菌の除去は可能ですが、この方法でも、20～30％の患者さんはピロリ菌の除去に失敗します。

つまりピロリ菌があるから必ず胃潰瘍になるのではなく、またピロリ菌の除去も必ず成功するわけでもないのです。

「医学は必然性の科学ではなく、蓋然性の科学である」ということは、医学部の学生のうちにきっちりと教育されていて、医者であるならば、自らのもつ医療常識にしっかりと刷り込まれています。

したがって「何にでも効く」「これで必ず治る」というふれ込みの治療に対しては、本能的に「これは危ない」と感じ、懐疑心を抱くことになるのです。

さらに、新しい治療薬や治療法の効果を評価する場合は、プラセボ（偽薬）を使ったり、すでに行われている標準的な治療と比較したりした臨床研究が必要です。加えてその研究結果は欧米の権威ある医学雑誌（『ランセット』や『ニューイングランド・ジャーナル・オブ・メディスン』など）に投稿され、厳しい審査を受けた後に論文として初めて公表されます。それで初めて共有されるエビデンス（根拠）となるのです。

ところがその治療がたいへん新しくて珍しいもので、画期的なものであればあるほど、論文掲載のハードルは高くなります。しかしそのハードルを越えない限り、世界に普及する治療として、後世に生き残ることはできないのです。

堀口氏らの鼻咽腔炎治療に関する研究は間違いなく偉大な功績ではあったでしょうが、残念ながら当時、このハードルを越えることはできなかったようです。科学的評価に耐えられる鼻咽腔炎に関する英語論文を探しましたが、見つけることはできませんでした。

しかし、患者さんに対する実際の診療で本当に役に立つのは、治療のガイドラインに掲載されている知識よりも、個々の医師たちによる臨床経験によって育まれた経験知やセンスであると私は思います。

堀口氏とその一門の先生方が、喘息や膠原病《こうげんびょう》、花粉症、関節リウマチ、頭痛など、さまざまな病気の患者さんたちを、鼻咽腔炎治療という極めて安く、しかも簡単にできる治療方法で救ったことは疑う余地はないと思います。

　科学的評価に耐えうる論文がないにもかかわらず、知る人ぞ知る治療方法として、50年以上にわたりいまも一部の臨床医の間で続けられていることが、その治療のもつ底力を物語っていると思います。

　私自身は学者として非力で、今後、慢性上咽頭炎の概念が後世に残るための科学的立証を行うことは容易なことではありませんが、臨床経験を積めば積むほど、人類の健康に役立ち、幸福に導く可能性をもったこの概念を何とかもう一度、表舞台に引き出さなければならないという思いが強くなっています。そして、その第一歩として、この本を世に出すことにしたのです。

おわりに

木を見て森も見る医療

現代の医療は専門分化がどんどん加速する方向に進んでいます。その傾向はこれからも当分の間は変わることはないでしょう。

たとえば、腰が痛かったり、膝が腫れたりすると、読者のみなさんは何のためらいもなく整形外科を受診すると思います。ところが、整形外科医の世界では膝の専門家、腰の専門家、肩の専門家、手の専門家、脊髄《せきずい》の専門家など部位別に専門家がさらに分化していて、整形外科と一口に言っても医師や施設によって得意とする分野が異なっています。

なぜならば、細分化したほうがよりレベルの高い医療を効率よく行うことができますし、また特殊技能を早く身につけて一流のエキスパートになるためには、いろいろな領域に手を出すよりも、細分化した一つの領域に特化したほうが効率的で成果も上がるというメリットもあるからです。

このような流れは現代の医療が「疾病の局在論」をベースにして、医療レベルの向上と効率化を追求していった必然的な結果といえるでしょう。

しかし、一方で現代の細分化した医療は、しばしば「木を見て森を見ず」と揶揄《やゆ》されます。

それぞれの患者さんにとっての最善の医療とは、①長期的に②多面的に③根本的に治療を考えることです。その場しのぎの医療でごまかしてはいけないのです。

「ふだんから頭痛もちで、今日はとくに頭が痛い」と訴える患者さんがいたら、とりあえず鎮痛剤を出すというのはテレビのコマーシャルレベルの「木を見て森を見ない診療」です。

患者さんの話をよく聞けば、頭痛以外にも「胃の調子が悪い」「肩こりがひどい」「何もする気が起きない」などの訴えが出てくるかもしれません。そこで首を触診して、耳下部に筋肉の張りと痛みがあれば慢性上咽頭炎の可能性が高いといえます。

そして実際に、上咽頭炎の診断的治療として、塩化亜鉛を綿棒につけて上咽頭を擦過すれば、患者は痛がりますが、治療のあとは頭痛だけでなく患者を悩ましていたさまざまな不快症状からも解放されるかもしれません。その後は、慢性上咽頭炎が悪化しないような生活指導を行い、患者さんがそれをきちんと実践してくれれば、その後の生活の質が変わってきます。

私は対症治療を否定するつもりはありません。日々進歩を続ける対症治療が患者さんの悩みや苦しみを軽減していることは間違いありません。しかし、対症治療のみでは、とくに免疫異常が関連する慢性疾患の患者さんが病気から解放される日は到来しません。

医療が患者さんに最大限の幸福をもたらすためには、患者さんの全体像を俯瞰《ふかん》して、対症治療に加えて、目の前の患者さんに対する根本治療（病気のもともとの原因から治すこと）がないだろうかと考えること、すなわち「木を見て森も見る医療」が極めて重要です。

今回、私は根本治療の一つとして慢性上咽頭炎治療を紹介しました。読者のみなさんが本書を通じて上咽頭の重要性を知ることにより、ご自分で体の不調の根本原因に気づいて、慢性上咽頭炎の治療を試してみようと思っていただけるならば幸いです。たとえ上咽頭擦過療法（ＥＡＴ）をしてくれる医師が近くにいなくても、本書で紹介した自分でできる慢性上咽頭炎の対策を行えば、不快症状の軽快が期待できると思います。

この本は古くて新しい概念である慢性上咽頭炎の重要性を、内科医の視点から記述したものです。本書がアレルギー性疾患や免疫疾患をはじめ、治癒が困難な疾患に悩んでいる多くの患者さんの治療や日常生活に役立つことを願っています。

将来、病的な慢性上咽頭炎をふだんから予防する生活習慣が国民の間に定着して、さまざまな慢性疾患におちいる患者さんの数が減少すること、そして、対症療法のために莫大な医療費が投入されているわが国の医療の現況が好転する日が到来することを願っています。

おわりに　文庫本出版に際して

このたび、２０１１年に単行本として出版された『病気が治る鼻うがい健康法』（ＫＡＤＯＫＡＷＡ）を文庫化した本書が出版の運びとなりました。12年前に私は慢性上咽頭炎の啓発書として世に出すために本を執筆しましたが、２０１１年当時は「慢性上咽頭炎」という言葉は一般の方にはあまりにも馴染みがなかったため、出版社の意向で鼻うがいの健康本として出版されました。

２０１１年以降、慢性上咽頭炎という病名が少しずつではありますが知られるようになってきました。２０１１年の出版当時、上咽頭擦過療法（ＥＡＴ）を実施している医療機関は、私が調べた限りでは全国で20医院程度でしたが、現在では大学病院を含む５００以上の病院や医院で実施されています。

今振り返ると、２０１９年に日本口腔・咽頭科学会内に上咽頭擦過療法検討委員会が発足したことと、コロナ後遺症の有効な治療法としてＥＡＴが注目されたこと（50ページ参照、症例７）は過去12年間の特筆すべき出来事でした。

単行本出版以降の12年の間に慢性上咽頭炎やＥＡＴに関する新たな知見が数多くありましたので、今回の文庫本出版に際し、重要な点を追記し、単行本の一部を修正、削除しました。

本書が原因不明の体調不良で悩み苦しんでいる人々にお役に立つことを願っております。

堀田　修

本書で紹介している商品の問い合わせ先

【ハナクリーンS】
株式会社 東京鼻科学研究所
https://hana-clean.com/　電話：03-3792-2460
【ハナノアデカシャワー】
小林製薬株式会社
https://www.kobayashi.co.jp/　電話：0120-5884-06
【サイナス・リンス】
ニールメッド株式会社
https://www.neilmed.jp/　電話：0120-41-3173
【ミサトール　リノローション】
AdaBio（アダバイオ）株式会社
https://www.rhino-lotion.com　電話：0120-87-0615
【MSMプレフィア】
株式会社純華　電話：0235-64-8651
https://junka.co.jp/
【ナノデンタルα】
ナノスイカンパニー
https://nanosui.jp　電話：0545-32-9114

慢性上咽頭炎診療・EAT が受けられる医療機関

慢性上咽頭炎の診療や上咽頭擦過療法（EAT）が受けられる全国の医療機関は、
下記の認定ＮＰＯ法人日本病巣疾患研究会のホームページ上で公開しています。
https://jfir.jp/eat-facilities/

予約の要・不要や対象となる疾患を限定している医療機関など様々ですので、
事前に連絡してから来院することをおすすめします。

事新報 4502:80-81, 2010
堀田 修, 病巣感染としての慢性上咽頭炎の意義. 口腔・咽頭科 23:37-42, 2010

【書籍】

堀口申作『Ｂスポットの発見』光文社　1984 年
松村竜雄『食物アレルギーと病巣感染がひきおこす小児難病の治療と研究』中山書店　1992 年
西原克成『健康は「呼吸」で決まる』実業之日本社　1998 年
安保徹『医療が病いをつくる一免疫からの警鐘』岩波新書　2001 年
堀田 修『慢性免疫病の根本治療に挑む』悠飛社　2007 年
ジョージ・Ｅ・マイニー著、片山恒夫監修、恒志会訳『虫歯から始まる全身の病気』農文協　2008 年
堀田修『ＩｇＡ腎症の病態と扁摘パルス療法』メディカル・サイエンス・インター ナショナル　2008 年
今井一彰『免疫を高めて病気を治す口の体操「あいうべ」』マキノ出版　2008 年
松井孝嘉『首を温めると体調がよくなる』アスコム　2010 年
ウェストン・Ａ・プライス著、片山恒夫・恒志会訳『食生活と身体の退化』農文協 2010 年

主な参考文献

【病巣感染に関する論文】

Hunter W. The role of sepsis and antisepsis in medicine. Lancet 1:79-86, 1911

Billings F. Focal infection: the Lane medical lectures. New York: D. Appleton and Company, 1916

J Am Dent Assoc 42:617-697, 1951（病巣感染を否定した特集号）

堂野前維摩郷．病巣感染の新観点　特にその成因をめぐって．日本内科学会誌 49:1105-1117, 1960

Hughes R.A. Focal infection revisited. Br J Rheumatolog 33:370-377, 1994

形浦昭克．扁桃病巣感染症の臨床　現状と今後の展望．耳鼻咽喉臨床 95:763-772, 2002

飯野靖彦、堀田 修．ＩｇＡ腎症診療を激変させた「扁摘パルス療法」．日本医事新報 4494:34-41, 2010

【上咽頭炎に関する論文】

山崎春三．鼻咽頭症候群および症候と病理学的研究．耳鼻咽喉科 33:97-101, 1961

岡田素行．慢性関節リウマチと鼻咽腔炎 , 日耳鼻 79:878-890,1976

堀口申作．全身諸疾患と耳鼻咽喉科、特に鼻咽腔炎について．日本耳鼻咽喉科学会会報補 1:1-82, 1966

大野芳裕，國弘幸伸．上咽頭炎に対する局所療法の治療効果．耳展 42:50-56, 1999

山野辺守幸，重野鎮義．鼻咽腔の役割―文献的考察―．耳鼻咽喉科展望 47:460-464, 2004

杉田麟也．上咽頭炎の診断方法と治療：細胞診による病態の把握 . 口腔・咽頭科 23:23-35, 2010

杉田麟也．塩化亜鉛溶液の入手法と上咽頭炎の診断・治療．日本医本書は、ＫＡＤＯＫＡＷＡより刊行された『病気が治る鼻うがい健康法』を、文庫収録にあたり、加筆・改筆・改題したものです。

堀田　修（ほった・おさむ）

1957年愛知県生まれ。防衛医科大学校卒業、医学博士。

医療法人モクシン堀田修クリニック院長、認定NPO法人日本病巣疾患研究会理事長、IgA腎症根治治療ネットワーク代表、日本腎臓学会功労会員。

2001年、「IgA腎症」の根治治療である「扁摘パルス療法」を米国医学誌に発表。現在は同治療の普及活動と臨床データの集積や、扁桃、上咽頭、歯などの病巣感染（炎症）が引き起こすさまざまな疾患の臨床と研究を行う。

近年では「新型コロナ後遺症」への取り組みでも注目を集めている。

実践しやすくわかりやすい解説が人気で、テレビや講演会などでも活躍している。

著書に、ベストセラーとなった『つらい不調が続いたら慢性上咽頭炎を治しなさい』（あさ出版）などがある。

知的生きかた文庫

鼻《はな》うがい健康法《けんこうほう》
慢性上咽頭炎《まんせいじょういんとうえん》を治《なお》せば、
全身《ぜんしん》の不調《ふちょう》が消《き》える！

著　者　堀田《ほった》　修《おさむ》

発行者　押鐘太陽

発行所　株式会社三笠書房

〒一〇二-〇〇七二　東京都千代田区飯田橋三-三-一

電話〇三-五二二六-五七三四〈営業部〉
　　〇三-五二二六-五七三一〈編集部〉

https://www.mikasashobo.co.jp

印刷　誠宏印刷

製本　若林製本工場

ISBN978-4-8379-8837-3 C0130

知的生きかた文庫

体がよみがえる「長寿食」

藤田紘一郎

〝腸健康法〟の第一人者、書き下ろし！年代によって体質は変わります。自分に合った食べ方をしながら「長寿遺伝子」を目覚めさせる食品を賢く摂る方法。

疲れない体をつくる免疫力

安保 徹

免疫学の世界的権威・安保徹先生が、「疲れない体」をつくる生活習慣をわかりやすく解説。ちょっとした工夫で、免疫力が高まり、「病気にならない体」が手に入る！

40歳からは食べ方を変えなさい！

済陽高穂

ガン治療の名医が、長年の食療法研究をもとに「40歳から若くなる食習慣」を紹介。りんご＋蜂蜜、焼き魚＋レモン……「やせる食べ方」「若返る食べ方」満載！

ズボラでもラクラク！飲んでも食べても中性脂肪コレステロールがみるみる下がる！

板倉弘重

我慢も挫折もなし！うまいものを食べながら！最高のお酒を味わいながら！好きに飲んで食べてたいズボラな人でも劇的に数値改善する方法盛りだくさんの一冊！

食べれば食べるほど若くなる法

菊池真由子

1万人の悩みを解決した管理栄養士が教える簡単アンチエイジング！シミにはミニトマト、シワにはナス、むくみにはきゅうり……肌・髪・体がよみがえる食べ方。

C50454